女人热养
男人冷养

杨力·编著

中国中医科学院教授、博士生导师

中央电视台《百家讲坛》特邀专家

吉林科学技术出版社

图书在版编目（CIP）数据

女人热养　男人冷养/杨力编著. --长春：吉林
科学技术出版社，2023.8
ISBN 978-7-5744-0034-4

Ⅰ.①女… Ⅱ.①杨… Ⅲ.①养生（中医）－普及读物
Ⅳ.①R212-49

中国版本图书馆CIP数据核字（2022）第236854号

女人热养　男人冷养
NÜREN RE YANG　NANREN LENG YANG

编　　著	杨　力
出 版 人	宛　霞
责任编辑	宿迪超
助理编辑	徐海韬
全案制作	悦然文化
幅面尺寸	167 mm×235 mm
开　　本	16
印　　张	16
字　　数	256千字
印　　数	1-6 000册
版　　次	2023年8月第1版
印　　次	2023年8月第1次印刷

出　　版	吉林科学技术出版社
发　　行	吉林科学技术出版社
地　　址	长春市福祉大路5788号
邮　　编	130118

发行部电话/传真　0431-81629529　81629530　81629531
　　　　　　　　　81629532　81629533　81629534

储运部电话　0431-86059116
编辑部电话　0431-81629516
印　　刷　长春百花彩印有限公司

书　　号　ISBN 978-7-5744-0034-4
定　　价　49.90元
如有印装质量问题　可寄出版社调换

女人怕冷，男人怕热

女人为何怕冷？男人为何怕热？

因为女人多偏阴，男人常偏阳。阴性寒，女人常阴当热养；阳性热，所以男人多热，应冷养。诚然，这只是一般规律，因为女人也有偏阳的，男人也有偏阴的，这又当别论。尤其男人以气为体，女人以血为本，气为阳，血为阴，所以男人多阳少阴，应滋阴；女人多阴少阳，当温阳。

当代女性好凉食，如瓜果、凉菜、冷饮，又因操心多，忧虑、郁闷，甚至抑郁，尤其爱穿露装薄衣、短裙，以致积寒受凉太重；男人好热食，烟、酒、肉、咖啡不离口，又因压力大，常焦虑、兴奋，甚至狂躁，产热太多，导致身体热积火重。而寒多的人，不仅易产生不少寒性疾病，而且寒伤阳，阳气耗散较速，变老同样快；热重的人，不但会出现许多热性疾患，而且热伤阴，耗气快，老得也快。

本书将从饮食、心态、生活习惯等方面，全方位地辅导女人"升温"养阳，帮助男人"降温"滋阴，从而帮助人们调整阴阳，维护寒热平衡，从而保证人的身体健康。

本书将给广大读者朋友带来前所未有的启示，相信本书一定会与我的其他养生书一起，走进千家万户。

最后，祝广大读者朋友健康长寿。

2023 年 3 月 8 日于北京

目录

女人热养生，更健康、更美丽

下篇

男人冷养生，生命力更强

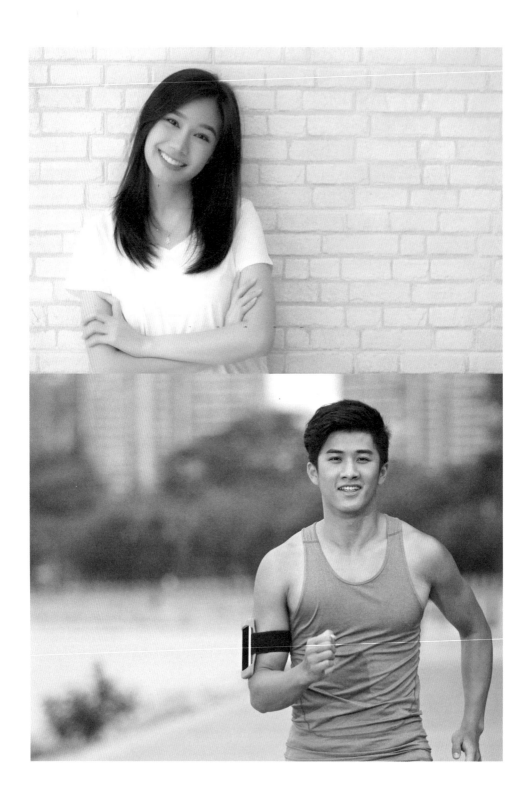

女热男冷是长寿之道

从中医角度来说，女属阴，男属阳，男女分别生活在凉爽、温暖的地区，会相对达到一种阴阳平衡，这虽不是绝对的，却是较普遍的现象。

从生理角度分析，女性和男性生殖系统的不同也造成了他们对温度的需求差异。

女人体内雌激素含量高，体内的热量容易转化成脂肪储存在皮下，且新陈代谢较男人低，热量的合成作用大于分解作用，从而使体内热量释放较少；女人对较冷的东西耐受力差；女人的子宫像个倒置的梨，属凉性，如不注意保暖就会出现月经不调、痛经等。

男人身上的肌肉多，脂肪少，食量大，新陈代谢快，因此体表要比女人温暖一些；男性生殖器官中的睾丸不耐高温，它需要维持比体温低的温度，否则会伤害精子。

因此，中医养生上，主张男女两性采取不同的方法，女的要"热养"，男的应"冷养"。

☑ 食物营养学
☑ 养生运动
☑ 中医小课堂
☑ 健康小常识

扫码获取

女人属阴怕冷，需要热养

从中医上说，女人生性阴寒，对冷敏感，所以怕冷，需要热养。

基础体温：预报身体好坏

女性的体温会比男性略高（高 0.3℃左右）。日常生活里，很多人依靠看云来识别天气变化情况，那么，女人的身体里也藏有一朵奇妙的"云"——基础体温。女人是否具备怀孕条件，是否患有妇科疾病，它最有发言权了。

基础体温又称静息体温，指人体在经过 6~8 小时的睡眠后，尚未起床、进食、说话、运动前所测定的体温。基础体温是人体一昼夜中的最低体温。

女性由于体内激素比较复杂，会使体温不断变化。正常女性的基础体温以排卵日为分界点，呈现前低后高的状态，也就是医学上所说的"双向体温"。

排卵前，孕激素少，体温呈低温状态，一般为 36.2℃。

排卵后，体温急剧上升，一般增高幅度为 0.3℃~0.6℃，使基础体温达到 36.7℃，呈高温状态。

明白这个曲线后，就可以据此判断自己的健康状况。概括地说，女性基础体温大概有以下 6 种功能：

 检测黄体发育情况

女性排卵后的次日，因卵巢形成黄体，黄体的健康与否直接关系着子宫健康与怀孕概率。如果女性呈现的是不典型双向体温，即持续性体温升高维持不了 14 天，则说明黄体过早萎缩；若体温升高的维持时间正常，但体温上升的幅度较小（达不到 0.3℃），则表示黄体发育不良，分泌的黄体酮不足。

② 把握受孕良机，检测早孕及早孕安危

在女性基础体温处于低温、接近排卵期时就应该行房，以增加怀孕概率；若等到基础体温达到高温时再行房，那就错失良机了。还有，看基础体温图也能判断出是否怀孕，若高温期持续 16 天，怀孕的可能性为 97%；而达到 20 天，怀孕的可能性则为 100%。不过，女性若是在怀孕早期出现基础体温下降的情况，则说明其体内的黄体功能不足，或是胎盘功能不良，有导致流产的倾向，须格外注意。

③ 推算出适合进行内膜活检的时间

月经周期不规律的女性，可以通过子宫内膜活检来诊断其子宫内膜是否健康，其黄体的功能是否正常。此项检查需要在月经前的 2~3 日进行，而女性的月经在哪一天开始来潮一般很难进行确切的判断，故可通过检测其基础体温进行推算。

④ 发现患有多囊卵巢综合征

若女性在排卵期里的高温期较短，或是其体温持续走低，那么，这类女性很可能患有多囊卵巢综合征。

⑤ 监测卵巢功能

如果基础体温的循环周期缩短，由原本的 28 天，慢慢变为 24 天或 22 天，高温期也相应缩短，则说明卵巢功能不好，会影响女性雌激素分泌，从而影响女性的肤质及肤色。若卵巢衰竭，还会让女性更年期提前到来。

提示其他病变

女性如果在月经期间基础体温不降低，可能有子宫内膜异位症或早期亚临床流产，应及时发现，及早做检测。子宫内膜异位症患者最典型的症状是痛经，或是可能出现一些内分泌失调、白带异常等不孕的症状。

女人"热"养生的方法

暖宫少生病　女人身体最怕冷的器官是什么？是被冠以"生命摇篮""胎儿宫殿"美称的子宫。子宫温暖，体内气血运行通畅，按时盈亏，经期如常；子宫受寒邪困扰，就会引发月经不调、痛经等，影响正常的受孕生育。用一句话来概括就是："子宫暖，气色好；子宫寒，疾病生。"所以，女性要给子宫保暖，尤其下身要防止受凉，月经期间不要久坐冰冷的凳子。

暖食养肠胃　女性最好少吃寒性、生冷食物，尤其是手脚经常冰凉、易伤风感冒，以及处于生理周期的女性更应注意。女性冬天可多吃些红枣山药粥、胡萝卜羊肉汤、萝卜排骨汤，能温补气血、增强御寒能力、呵护肠胃，做菜时还可放些生姜、辣椒等有"产热"作用的调料。

暖水防妇科病　做家务和洗手时最好用温热水。用热水清洗餐具或家具杀菌效果更好，而且可以预防关节炎和妇科病。

暖脚促睡眠　脚被誉为人体的"第二心脏"。女性每天睡前用40℃左右的热水泡脚15~30分钟，不仅能消除疲劳，还能促进睡眠。泡脚水不能太少，至少要没过脚面，连小腿一起泡，效果会更好。

3 个小测试帮女性判断体寒程度

1
- ☐ 怕冷，手脚冰凉
- ☐ 容易感冒，恢复期长
- ☐ 生理期痛经严重，腹部有坠痛感
- ☐ 面色暗淡，无血色
- ☐ 易疲劳，关节部位易酸痛
- ☐ 睡眠质量差，睡眠浅

注：如果您符合以上 6 条中的任意 3 条，您的身体已经处于轻度体寒状态。

2
- ☐ 口腔内易发炎，易长口疮
- ☐ 容易便秘，经常觉得肚子胀
- ☐ 生理期紊乱，天冷后易延期或量少
- ☐ 皮肤干燥，易干裂
- ☐ 脚后跟易干裂，脚部血液循环差
- ☐ 爱吃水果、冰激凌等冷食

注：如果您符合以上 6 条中的任意 3 条，您的身体已经处于轻度体寒状态。

3
- ☐ 尿频或尿液不易排出
- ☐ 下半身水肿严重
- ☐ 一夜睡醒，仍感觉手脚冰冷
- ☐ 起床时经常有手脚发麻的感觉
- ☐ 常感到疲倦、四肢发酸，没有精神
- ☐ 胃部经常胀气

注：如果您符合以上 6 条中的任意 3 条，您的身体已经处于轻度体寒状态。

男人属阳怕热，需要冷养

中医认为，男子属阳，生性阳燥，产热快，所以怕热，需要冷养。

人体体温知多少

严格地说，37℃只是体温的一个大概数字，人体各个部位、每日早晚及男女之间的体温均存在着差异。人体正常体温有一个较稳定的范围，但并不是恒定不变的。

正常人口腔温度（又称口温）为36.3℃～37.2℃，腋窝温度较口腔温度低0.3℃～0.6℃，直肠温度（也称肛温）较口腔温度高0.3℃～0.5℃。

一天之中，凌晨2：00～早上5：00体温最低，下午5：00～7：00最高，但一天之内温差应小于1℃。

体温暗藏长寿密码

高温意味着危险，而低温则暗藏着长寿的秘诀。在已知的长寿秘方中，控制热量的摄入和控制体温升高具有同样重要的作用。科学家通过对白鼠进行实验，结果发现，体温被人为降低的白鼠寿命比普通白鼠更长。具体到性别，降低体温后，雌性白鼠的寿命增长了20%，而雄性白鼠的寿命增长了12%。

为什么高寒山区的人寿命长

因为寒冷能使人的体温降低，体温低则细胞分裂慢，代谢也慢，可以节能，所以衰老来得晚，寿命自然长。

男人"冷"养生的方法

俗话说，"小伙子睡凉炕，全凭火力壮"。这话说得在理，男人的"火力"的确比女人壮一些。对男人来说，不妨经常尝试一下"冷"养生。

饮食冷下来 男人碰上高兴事，大多会宴请好友海吃海喝一番；男人遇到烦恼事，也是用"大吃大喝"来排解心中的苦闷和压力，于是就"酒肉穿肠过，脂肪身上留"了。酒肉多性热，为高热量食物，据研究，男人对动物性脂肪的偏爱，会使肾脏超负荷运转，增加患心血管疾病、肾病的风险。因此，男人饮食上可以吃一些性寒凉属阴的食物，同时学会低热量饮食，减少动物性脂肪的摄入。

水温冷下来 很多男人喜欢泡热水澡、蒸桑拿，但蒸桑拿时室温高达50℃~70℃，极易破坏精子的生长环境，甚至造成"死精"。建议男性不要频繁进行热水浴或蒸桑拿，特别是有生育要求的男性最好半年内别泡热水澡或蒸桑拿。

裆部冷下来 长时间骑车或驾车、长期坐在松软的沙发里、爱穿厚牛仔裤、把笔记本电脑搁在大腿上使用等习惯，都会导致阴囊受压，不能正常调节温度，引起睾丸温度上升，生殖功能受到影响。所以，久坐的男性，最好每隔1小时就起来活动10分钟左右，让裆部舒适透气。另外，男性最好不要穿紧身牛仔裤，内裤宜宽松、舒适、透气。

火气降下来 《黄帝内经》上说："年四十，而阴气大半也。"男人一过40岁，肾中精气就衰减一半了，肾阴不足，心肝火旺，脾气日渐增长。生气时会使气血往上走，瘀阻在头部。所以，火气上来的时候要冷静一下，比如，听听舒缓的歌曲、去室外缓步走走，都有助于降低血压和平稳心律。

扫码获取
- 食物营养学
- 养生运动
- 中医小课堂
- 健康小常识

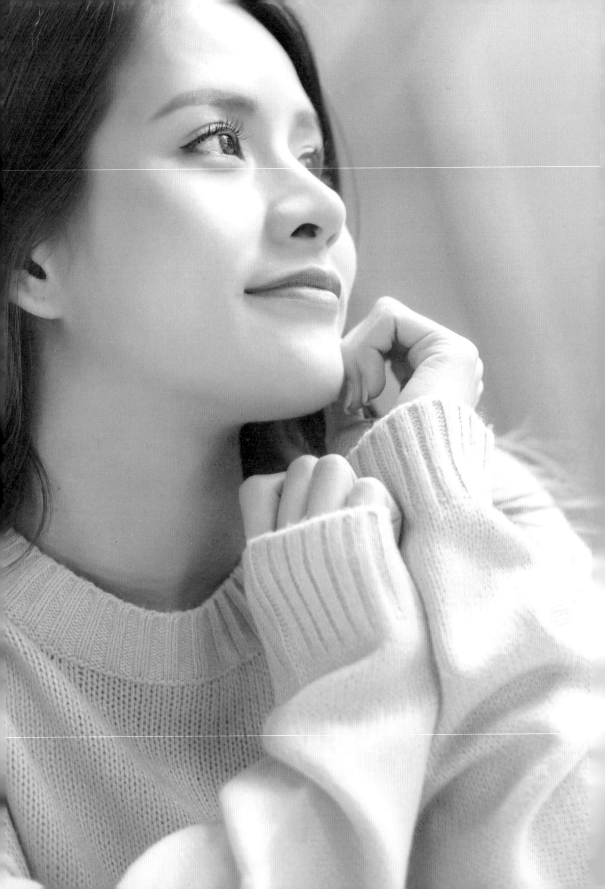

上篇

女人热养生，
更健康、更美丽

女人诸病从寒起

妇科疾病常与寒冷有关

妇科疾病常与寒邪有关，所谓寒邪，寒者，冷也。自然界中具有寒冷、凝结的外邪，称为寒邪。寒是冬季主气，在气温低的冬季，人体不注意防寒保暖，就容易感受寒邪。此外，淋雨涉水，出汗受风以及贪凉露宿，或过饮寒凉，也为感受寒邪的途径。

寒邪致病，有外寒、内寒之分

外寒：是指寒邪由外及里，伤于肌表、经络、血脉。就妇科而言，女子以血为主，女子在经期或产后，胞脉、血室空虚，寒邪影响人体的冲脉和任脉以及子宫，使血被寒凝滞，气血运行不通，就会出现痛经、经行发热、经行身痛、月经错后或月经过少，甚至闭经、不孕、产后身痛等病证。

内寒：是指机体阳气虚衰，命火不足，温煦气化功能减退，阴寒就会充满全身。《黄帝内经》中形容"身寒如从水中出"，就是像从水中刚出来一样冷。内寒表现：一是畏寒、手足不温、小肚子冷痛；二是气化功能减退，阴寒水湿停积造成的各种病症，如闭经、多囊卵巢综合征、月经后期、痛经、带下病、不孕症、子宫肌瘤、白带量多、妊娠水肿等。

◎ 食物营养学
◎ 养生运动
◎ 中医小课堂
◎ 健康小常识

扫码获取

严重的宫寒会导致不孕

在电视剧《北京爱情故事》中，杨幂饰演的杨紫曦为了找回前男友送给她的戒指，在冷水中泡了两个小时，从而丧失了生育能力。生育年龄内的女性很容易患上宫寒，这也是导致许多女性不孕的原因。子宫是精子通过到达输卵管和卵子结合的必经通道。宫寒会影响精子和卵子的正常结合，使之无法形成受精卵，从而影响正常的受孕生育。

患上宫寒，也是导致不孕的原因

宫寒很容易导致女性痛经、闭经甚至出现不孕。宫寒是子宫本身的慢性虚损性疾病，还易导致子宫本身功能的紊乱、失调、低下等。子宫是产生月经和孕育胎儿的地方，也是精子到达输卵管和卵子结合的必经通道。宫寒必然影响女性生殖系统的正常内分泌，进而影响正常的月经，引发月经不调，同样影响精子和卵子的正常结合，使之无法形成受精卵，更影响受精卵在子宫着床后的正常生长、发育，从而影响正常的受孕生育。

"宫寒"是不是不孕的根源

夫妻双方有正常性生活，且 1 年以上未孕才能称为"不孕"。符合这个条件的患者一定要到正规医院的不孕不育专科门诊检查病因，这类医师对不孕问题更加专业，能避免患者走弯路。

有时孕育失败的原因出在男方身上，所以男方也一定要做检查。尤其是在女方做侵入性的不孕检查之前，一定要先排除男方的问题。找出引发不孕的问题所在，然后做针对性的治疗。

> **治宫寒不孕秘方**
>
> **材料** 艾叶、肉桂各20克，香附、黄芪、川芎各10克，当归、吴茱萸各15克。
>
> **制法** 烘焙后共研细末，蜜调为丸。
>
> **用法** 每次服6克，每日3次，盐水送服。
>
> **主治** 宫寒引起的不孕。

手脚冰凉的女性又多了起来

从中医的观点来看，手脚冰凉是由阳气外虚、阴气内弱所致。当某些女性一年四季手脚总是凉冰冰的，即便在炎热的盛夏，她们的手脚还是凉的，这就可以判断她们的气血不足、不通畅。女性容易出现气血不足，特别是生理期的女性和分娩后的女性，由于气血丢失，容易出现手脚冰凉的现象。

阳气虚衰导致手脚冰凉

阳气虚衰，不能温煦人体，特别是处于四肢末端的手脚就更得不到阳气的温煦，因此会出现全身怕冷，而手脚尤为严重的现象。

饮食调理： 应多吃一些性属温热的食品，如大蒜、生姜、牛肉、羊肉、鸡肉、洋葱、山药、桂圆等，以提高机体的耐寒力。

药物调养： 症状严重的可服用金匮肾气丸，以补肾温阳。

阳气瘀滞导致手脚冰凉

虽然身体本身的阳气并不虚衰，但由于气血运行不畅，导致身体的阳气瘀滞，不能到达手脚，也会出现手脚发凉的情况。需要注意的是，出现这种情况的人只是手脚发凉，但身体的躯干部分是不怕冷的。

饮食调理： 多食用一些具有行气活血、疏肝解郁作用的食物，如山楂、玫瑰花、黄花菜、金橘等。

加强运动： 久坐或久站的女性，要多做手足和腰部的活动，以加强血液循环。

心理调适： 俗话说"手脚凉，心情紧"，常年的手脚凉还会预示一个人出现心理方面的问题。这时可进行心理调适，保持快乐，疏肝解郁。

防止手脚冰凉的办法

怎样预防手脚冰凉？下面这些方法，大家不妨试一试：

入睡前用热水洗脚，然后对自己的双脚进行揉搓、拍打等。这种方法可促进脚部血液循环，让双脚变暖。

睡前2小时进行30分钟的健身活动。如慢跑、快走、做一般性体操，使全身发热，这样手脚也会发热。

多从事"温和运动"。比如，进行慢跑、快走、爬山等有氧运动，都有消除手脚冰凉的效果。因为过多的静态式工作方式直接影响到人体的血流状态，过低流速会使手脚冰凉。

多按阳池穴，身体变暖和

当感到手、脚、身体发冷时，用两个手背互相摩擦就能暖和起来。为什么？因为手背上的阳池穴是三焦经主要穴位。而三焦经有上焦、中焦、下焦这三组人身上的"发热系统"。其中，上焦支配心脏和肺的呼吸功能；中焦支配消化器官；下焦支配泌尿器官。此外，为什么运动或饭后体温会升高？这是因为上焦和中焦发挥了功能。

阳池穴的位置在哪里？它在手背间骨的集合部位。

取穴方法：先将手背往上翘，在手腕上会出现几道皱褶，在靠近手背那一端的皱褶上按压，在中心处会找到一个压痛点，这个点就是阳池穴的所在。

穴位按摩：两手齐用，先以一只手的食指按压另一手的阳池穴，再换过来用另一只手的食指按压这只手上的阳池穴。

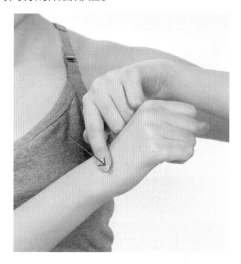

女人多吃冷饮易发胃病

为了保持光鲜靓丽的形象，你是否还执着地穿着薄薄的套裙？你是否还在因为赶时间、不时地熬夜和应酬而让本就敏感的胃更加娇弱？天气转凉后，人的胃部容易抽搐，引起腹泻、恶心等症状。一些女性本来就瘦，再加上喜食冷饮，就更容易产生胃病，胃部的保暖就显得刻不容缓。

冰冻饮食易发"胃炎"

有位女士告诉医生，她家有三位胃病患者，听了医生的分析，她认为是家中的饮食习惯不好。每年夏天，家里都是早上煮一锅稀饭，然后放在冰箱里冻着，中午、晚上拿出来吃，冰冰的，很舒服。还有，她家夏天主要吃凉拌菜，经常放辣椒。医生说，吃冰冻稀饭，再加上火辣的凉拌菜，这些都对胃有很大的刺激性，这也是这位女士及家人患胃病的主要原因。

在炎热的天气，很多年轻女性爱吃冰激凌，或是快速喝下一瓶冰冻饮料，感觉舒服了。但是刚喝下去的冰饮刺激温暖的胃，如同条件反射一样，胃黏膜快速收缩，导致胃缺血、缺氧，出现胃炎或胃病复发。

生活中暖胃的绝招

清晨早起几分钟，用一杯热腾腾的牛奶麦片来代替冷牛奶、凉面包，既养颜，又护胃。

俗语说"女子不可一日无糖"，这里的"糖"特指红糖。有胃凉、痛经症状的女性朋友家中应常备红糖，养成每天喝一杯红糖水的好习惯。

民间有"立冬补冬"之习俗，冬季进补不可操之过急。一般来说，可选用炖牛肉红枣，或者煮生姜红枣牛肉汤来吃，以调理脾胃功能。粥能补脾胃，喝热粥也是暖胃的一个好选择，如羊肉粥、萝卜粥等。

怕冷与缺少钙和铁有关。补充富含钙和铁的食物（如牛奶、豆制品、海带、紫菜、沙丁鱼、虾、蛋黄、猪肝、黄豆、芝麻、黑木耳和红枣等）均可提高身体的御寒能力。

做好饮食"保胃战"

饮食卫生。幽门螺杆菌感染会引起慢性胃病。此种细菌感染大多是由于饮食不洁、相互传染所致。因此，要注意饮食卫生，做好餐具消毒。

定时定量。每日三餐应定时定量，避免暴饮暴食。

细嚼慢咽。咀嚼不细、狼吞虎咽，粗糙的食物会直接磨损胃黏膜，并增加胃的负担，造成胃"疲劳"、胃动力下降。每顿饭至少要保持 20 分钟左右的进餐时间，且每口饭都要咀嚼 30 次以上。

剩饭剩菜。剩饭的保存时间以不隔餐为宜，早剩午吃，午剩晚吃，尽量在 5~6 小时内吃完，且剩饭一定要热透。蔬菜类，尤其是大叶类蔬菜，如果一顿吃不完，最好不要留到第二天。

少吃寒性、生冷食物。尤其是手脚经常冰凉以及处于生理期的女性更应注意。

少吃腌制食物。盐腌蔬菜、腌制鱼肉等含有大量的硝酸盐和亚硝酸盐，在胃中可转化为致癌物质。因此，应少吃腌制食物。

保护胃黏膜秘招

很多人做菜时喜欢勾芡。可别小看它，勾芡不仅会将汤中丰富的无机盐、维生素等营养物质裹在原料上，减少食物中营养素的损失，还能起到保护胃黏膜的作用。

杨力教授答疑

Q：患了胃病怎么食养？
A：慢性萎缩性胃炎患者、胃酸过少者，应经常吃一些酸味食物，如酸牛奶、酸性水果（苹果、草莓）等，以刺激胃液分泌，帮助消化，增加食欲；胃酸过多者，可吃点苏打饼干，以中和胃酸。

寒冷的季节，心灵也易"感冒"

抑郁是一种情绪障碍，也是最常见的心理疾患，曾被称为心理疾患中的"感冒"。冬季来临时，寒风瑟瑟，草木凋零。此刻，一些人会变得情绪低落、慵懒乏力、嗜睡和贪食，对所有事情都兴趣索然。一旦冰雪融化、大地回春。他们的这些症状又会逐渐消失，情绪和精力也恢复了正常。这种现象称之为"冬季抑郁症"。

哪些人容易患冬季抑郁症

女性发病率较高，尤其是青年女性和 50 岁以上的中老年女性。

性格内向、敏感、感情脆弱的人。

恰巧在冬季遭遇心理应激事件的人（如失业、离婚、亲人离去等），没有得到及时的宣泄和疏导。

在室内工作的人，尤其是体质较弱和极少参加体育锻炼的脑力劳动者。

生活不规律和饮食不恰当的人。

冬季抑郁症有何表现

每到冬季，因为气候寒冷、阳光微弱，人会感到精神上有股无形的压力，整天陷于郁郁寡欢的情绪之中，忧郁沉闷，注意力不能集中，工作效率降低，好像整个世界都变得冷冷清清、没有活力。

贪睡多梦、睡眠质量差、无精打采。这些人的食欲往往较差或贪食，总喜欢吃碳水化合物含量高的食物，他们喜欢将自己关在屋里，不愿外出社交，对什么也不感兴趣。严重者可影响正常的工作和生活。

六招教你避开冬季抑郁

 光线疗法

上午 8 点到 10 点的阳光下最适于户外活动，也可以尝试选择在室内有明亮灯光的地方照射 30 分钟到 1 个小时。上班族可利用午休时间，到户外空气新鲜、阳光充足的地方散步和倒走。如果不得不长时间处在室内，也要在白天拉开窗帘，保证室内的光照度。

2 **饮食疗法**

多吃一些热量高的肉类、豆类食物。合理控制饮食时间，避免因为情绪不佳而暴饮暴食，尤其不要在晚饭后摄入过多富含碳水化合物的甜食。此外，一些粗粮、面包、牛肉、香蕉、柑橘、巧克力、咖啡和绿茶都是很好的"情绪补充品"。

3 **社交疗法**

避免独自在家，多多参与集体活动。

4 **宣泄疗法**

经常听轻松愉快的音乐，多与朋友谈心聊天，或读些健康向上的书籍，以活跃自己的情绪和思维。

5 色彩疗法

穿着颜色明快的外套，红色、黄色和白色都是不错的选择。

---

6 运动疗法

在空气新鲜、阳光充足的地方散步，对防治冬季抑郁症有很好的疗效。国外一项研究显示，有氧运动可有效对抗抑郁症，因为运动可以刺激大脑分泌产生令人愉悦的物质，从而使人情绪开朗、精神愉快。有氧运动包括游泳、慢跑、骑自行车以及各种球类运动等。这类运动不很激烈，但对体能的提升很有帮助，最好每个星期进行 3 次以上，每次至少 20~30 分钟。

调治抑郁症，中医有忘忧汤

中医认为，抑郁症多由忧思过度所致。病在心脾，导致气血失和，进而产生气滞、痰结、血瘀，以致心失所主，神志异常。萱草忘忧汤可解郁忘忧，宁心安神，可治疗气、血、痰、湿、食诸般郁症。

萱草忘忧汤配方及服用方法：合欢皮（花）、百合各 15 克，白茯苓 12 克，郁金 10 克，浮小麦、金针菜各 30 克，红枣（去核）6 枚，猪瘦肉 150 克，煲汤食肉。每周 3 次，2~4 周为 1 疗程。

ᨳᨳᨳ 女人看过来

别让抑郁网住心

抑郁症其实并非不治之症，但也必须纠正一些错误的看法：其一，把抑郁症与精神病混为一谈。其实除了少数极重的抑郁症有幻觉、妄想等精神症状外，大多数抑郁症病人是"非精神性"的。其二，要了解抑郁症常伴有其他一些身体症状，不应把抑郁躯体化当作身体疾病的证据。

做一个暖手暖脚的聪明女人

女人一生需保暖的部位

脖子

天冷后，人们忘不了穿保暖内衣，却往往忽视了颈部保暖。比如说冬季，如果不穿高领衣服，稍有点寒风钻进脖子里，全身都会打冷战。女人更是如此，因为女人的颈部最怕冻。尤其是长时间使用电脑的人群，本身易造成颈部肌肉僵硬，再加上寒风袭击，可能会诱发落枕和颈椎病等。

天气变冷，颈椎易受伤

天气变冷以后，暴露在外的颈部肌肉的血液循环慢，代谢也缓慢，常导致局部发生肿胀。同时，颈部肌肉受到冷的刺激以后，局部肌肉会保护性收缩，以避免过分散热。这样，颈部张力增高，出现力的失衡，可导致颈椎间隙变窄，神经、血管受压，增加了颈椎病发病的危险，这一反应在颈部有损伤的情况下更容易发生。

脖子保暖措施

天冷时在颈部系条围巾、丝巾、薄纱巾。因为颈围处，动脉血管贴近体表，在这个部位加温保暖，可以事半功倍地提高升温保暖效果。

晚上可以用热水袋外敷颈部。

运动可模仿"乌龟伸脖"的动作，前后伸缩脖子，之后再左右转动，感觉到舒展、微热即可。

腹部

　　脐腹部是时髦女性露脐装所暴露的部位。中医认为，人体的腹部为"五脏六腑之宫城，阴阳气血之发源"。这个部位一旦受寒，会导致脏腑功能失调，人体气血不足。比如，寒冷刺激容易使一些人原来患有的胃病复发，引发胃痛。处于经期的女性一旦腹部受凉，就容易导致月经不畅、经期延长、痛经等症状。

腹部受凉，脾胃最受伤

　　腹部受凉，胃、肠等器官的消化功能就会降低，使营养物质的消化吸收发生障碍，从而引起腹痛、腹泻、消化不良、胃灼热、吐酸水等症状。特别是体质较弱的老年人，严重时甚至会引发休克，危及生命。而对于曾患有肠胃疾病的人来说，腹部受凉导致的腹泻不仅易引起旧病复发，还会加重病情。因此，肠胃病患者除了要注意腹部保暖外，还要进行适量运动来改善肠胃道的血液循环，增强身体对温差的适应能力。

腹部保暖措施

　　腹部保暖应从天热时就开始，不穿露脐装。

　　少吃或不吃生冷食物，不喝凉水。

　　老年人天寒之时，在腹部贴身处佩戴肚兜。

　　时常按摩腹部有助于气血运行。

　　晚上睡觉时用暖水袋暖胃也有助于腹部保暖。

　　老年人一定要随时关注天气变化，随外界气温冷暖及时增减衣服。衣服宜选用轻、柔软、膨松、保暖性强的材料，如棉毛等。

　　睡觉时，即便是打个盹，也要注意盖被，避免腹部受凉。

胸部

寒冷刺激易使心脏血管收缩，本来就存在动脉粥样硬化的病人，很有可能出问题。加之有些老年人晨练时胸口顶着寒风吹，心脏、血管更容易收缩痉挛。因此，注意胸部保暖是冬季预防急性心肌梗死的重要措施。

每天热敷或冲淋 10 分钟，乳房能保持丰满

女人怎样才能让乳房保持丰润挺拔呢？据研究，及时给胸部补水，可以为胸部提供最好的呵护。研究同时发现，37℃的水最利于乳腺的吸收，原因是这一温度最接近人体温度。每天用温度与体温相当的湿毛巾敷乳房10～15分钟，可有效避免皮肤干燥，并有助于乳房坚挺。此外，淋浴的时候，可以用花洒冲洗按摩乳房，以达到健美效果。

扫码获取

- 食物营养学
- 养生运动
- 中医小课堂
- 健康小常识

背部

要提高保温效率，最好重视背部保温，因为背部褐色脂肪细胞分布较多，褐色脂肪细胞有燃烧脂肪、调节体温的作用。

背部受寒，心肺也受寒

从中医的角度来看，"背为阳，心肺主之"。背部为足太阳膀胱经、督脉所过之地，是人类的第二内脏，上面遍布诸如心俞、肝俞、脾俞、肺俞、肾俞、胆俞等重要穴位。从现代医学来看，背部分布着丰富的脊神经，支配着背部皮肤及内脏的生理活动。所以，背部是人体健康的屏障。背部若受寒，易引起心肺受寒，导致营养心脏的冠状血管痉挛，诱发冠心病，还可导致气管及肺受寒而发生气管炎、支气管哮喘，甚至肺炎等。

背部保暖措施

冬季要尽早加穿棉背心。

晒后背，能起到补阳气的作用，户外活动时多晒背部。春天晒晒后背，能祛除脾胃寒气，有助于改善消化功能。对于有肺炎、慢性支气管炎、哮喘、气管炎以及有高血压和心脑血管等各种慢性病的中老年人来说，一到冷天，背着阳光而坐，让阳气经由肩背的穴位输送到体内，易逼出体内寒气，使人健康。

睡觉时将热水袋放在背部取暖，并且避免背部迎风受寒或背靠冷墙。

平时多做背部按摩，双手半握拳，多做擦背、揉背及捶背等动作。如用双手反交叉于后背，沿着腰背部脊柱两旁适度用力上下来回搓摩，一上一下为一次，共搓摩 36 次，直到皮肤通红发热为止。

双肩

"香肩婀娜许谁凭"，宋代词人方千里在《浣溪沙》中这样描写女性的香肩。露肩装是夏装中最具风情的款式，那一抹香肩是一道炫人眼目的风景，展露着女性的婀娜与娇柔、性感与可爱。然而，在气温较凉的季节里，依然穿吊带装、露肩装的女性，颈肩肌肉很容易因寒气侵入诱发颈椎病。

肩部受寒，小心肩周炎

肩部受风寒湿邪侵袭，容易引起肩周炎，尤其以50岁左右的人发病率最高，故又称"露肩风""五十肩"。患者轻则表现为肩部一处或几处疼痛不适，重则由于肩关节周围肌肉明显痉挛，使手不能梳头，甚至不能穿衣服。预防肩周炎，最理想又简单的方法是平时注意肩部保暖，防止风寒湿邪侵袭。

肩部保暖措施

女性秋凉后应尽量少穿露肩、露背装，以免颈椎、腰椎受寒。如果一定要穿，不妨在外加一件镂空的小外套，或者披条质地柔软的丝巾，既能够保护肩背，又不失仪态。

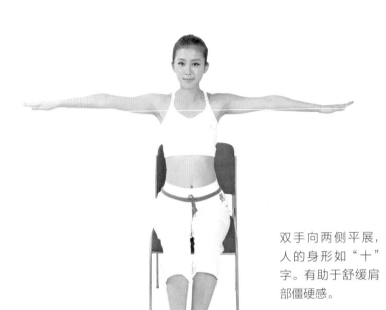

双手向两侧平展，人的身形如"十"字。有助于舒缓肩部僵硬感。

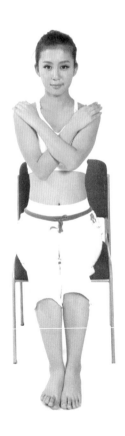

双手胸前交叉搭肩，与肩同高，先静止1分钟，再揉肩至热。有助于温暖肩部。

24

腰部

女人的腰是一道美丽的风景。有的时尚女性喜欢低腰裤，就是想把腰露出来。但是女性的腰部，不仅是风景，更是一处健康敏感区。腰痛是一种常见的病证，男女均有发生，以女性居多，因为寒冷会引发腰部纤维组织炎。这与月经、怀孕、分娩、哺乳等女性的生理特点有关，亦与"女为阴体，易受寒湿"的体格特征有关。所以，女人的腰是保暖的重点。

腰部受寒，肾气受损

中医认为，腰为肾之府。腰部有肾脏，肾气有温煦全身阳气的作用，而全身的正常工作正是靠阳气维持。一旦腰部受寒，肾气受损，人就会怕冷、无力，出现倦怠、食少、大便稀薄等症状。关节炎、风湿病等也都与穿着和气候变化有关，也就是"感受风、寒、湿之邪气，会造成气血经络闭阻不通"，而感到酸软、疼痛、麻木等。所以，对女人来说，养肾最重要的一条就是暖腰，别受寒。

腰部保暖措施

工作之余或是晚上看电视时，可以将手掌搓热后放在腰部，来回搓50次，促进腰部的血液循环。

月经期、生孩子等都可以损伤肾气，这时尤其要注意腰部的保暖。必要时可以贴暖宝宝或者敷热水袋。

在办公室内，除了适时添加衣物外，可在座椅和腰背之间放上一个厚度适中的靠垫，这样既可以使腰部得到休息，又可以保暖。

可以选择适合自己体形的护腰带护腰，或是及早穿棉背心、马甲等，有腰部疾病者夜间可使用电热毯、热水袋等取暖。

膝盖

冬季天气寒冷，仍挡不住一些女士爱美的热情。脚蹬一双长筒靴，下身配上一条短裙或五分裤，任由双膝在寒风中美丽"冻人"。膝关节是人体在行走、负重中磨损最大的关节，如果女性在年轻时没有做好膝关节的养护工作，关节炎就会早早找上门来，导致人未老，腿先衰，出现膝关节肿痛、行走困难等关节退行性病变的症状。

膝盖受寒，小心诱发关节炎

一双漂亮的长筒高跟皮靴配上漂亮的裤袜、短裤或短裙，这是很多爱美女性在秋冬季节的时尚装扮。虽然身材显得更加高挑，但是膝关节的保暖相对薄弱。低温时关节周围局部血液循环变慢，滑膜液的分泌受到影响，因此，受寒是诱发关节炎的原因之一。

膝盖保暖措施

寒冷季节穿裙子，一定要搭配防寒保暖的衬裤。现在有很多品牌的衬裤都会在膝盖处做加厚处理，有的还是双层加厚，这样能有效地保暖膝盖。

即便天气稍微转暖，也不要轻易脱下毛裤、毛袜。

天冷时多扭动膝盖。双脚并拢，双手扶着膝盖做环状运动，可促进膝关节血液流通。

生姜具有祛寒作用，把生姜捣成泥状，加入中药（如川乌、草乌、独活、秦艽、白附子，能祛风止痉、散寒止痛，最好根据自己的症状咨询中医师来选取药材）敷在关节处，过一会儿你就会感到寒气从内往外拔，特别热，之后就会觉得很温暖、很舒服。

夏天穿着裙子时可用披肩护住腿部，尤其是膝盖。

足部

天气变冷时，不少女人都知道戴围巾、戴手套，却常常在无意中忽视了足部的保暖，这会给人的身体健康带来极其不利的影响。现代医学认为，由于人的足部处于下肢末端，离心脏最远，得到的血液供应比身体其他任何部位都少，再加上足部的皮下脂肪层很薄，保温性能较差，所以足的温度较低。人体足部最易受到寒邪侵袭，因而有"寒从脚起"之说。因此，足部保暖很重要。

足部受寒，百病缠身

我国民间素有"百病从寒起，寒从脚下生"的说法。足部受寒，容易影响人的肾气、肾阳。受到虚寒以后，容易患上虚寒腿，就是我们平时说的"老寒腿"。另外，脚与上呼吸道黏膜之间存在着密切的神经联系，一旦脚部受凉，可反射性地引起上呼吸道的毛细血管收缩，纤毛摆动减慢，免疫力下降。此时，潜伏在鼻咽部的病毒就会乘虚而入，并大量繁殖，诱发感冒或支气管炎，还可引发胃痛、痛经、腰腿痛等多种疾病。所以脚部保暖尤为重要。

足部保暖措施

除选择宽松、柔软、保暖性能好的鞋袜之外，脚易出汗者，鞋内还应放上吸湿性较好的鞋垫，双足的表面温度宜维持在28℃~30℃最为舒适。

丝袜对怕冷的女子也是必需的，可防寒从脚下生。

洗完澡后要穿上袜子，以免热量从脚底散失。

冬天应每天坚持热水泡脚，可以祛寒邪，温暖全身，尤其在临睡前泡脚，可行气活血，促进全身血液循环，及时消除疲劳。

泡脚促睡眠

泡脚的功效

　　坚持热水泡脚摩脚，可有效通畅肾经气血，改善阳气通行之道，减轻手足冰冷、腰膝酸软等命门火衰的证候；对风湿病、脾胃病、感冒、头痛、失眠等疾病都有一定的疗效；对糖尿病、高血压、慢性支气管炎、肾虚、肾功能紊乱、腰椎间盘突出症、更年期综合征等疾病也有一定的辅助治疗作用。

泡脚的方法

　　泡脚最好选用木盆，先将脚放入 37℃左右的水中，开始时水不宜过多，浸过脚板就行，浸泡一会儿后，再逐渐加热水至踝关节以上（中途可加热水 1~2 次），热水水温一般保持在 40℃~50℃，水温过高（超过 55℃）会对皮肤造成刺激，过低（低于 30℃）会使人受凉，泡脚时要时常搓动双脚。泡脚时间不宜过长，以 15~30 分钟为宜（如果时间太长，容易增加心脏负担，引发出汗、心慌等症状）。

　　泡脚后用洁净的干毛巾擦干脚部，坐在床边或椅子上。

　　趴在床上两肘支撑上半身，抬头，两小腿向后跷起，两只脚相互磕打 3~4 分钟，然后双腿并拢左右摆腿 4~5 分钟。此动作可以预防和缓解颈椎病、腰椎病、静脉曲张等疾病。

摩脚的方法

脚心的涌泉穴，位于足前部凹陷处第2和第3趾趾缝纹头端与足跟连线的前三分之一处，是足少阴肾经的起点（配穴）。平时可用拇指快速按揉涌泉穴，直到有热感为佳，每天早晚按揉100下，再接着揉搓各脚趾100下，可补肾壮阳，能让手脚快速升温暖和。

对于易失眠的人来说，泡脚后最好用掌心搓脚心，或者用手心拍打脚心。因为手心是心包经上的劳宫穴，脚心是肾经上的涌泉穴，掌心搓脚心意味着心肾相交，以此达到阴阳调和，促进睡眠。

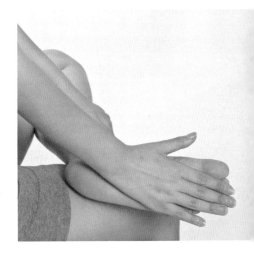

此外，按摩涌泉穴时要注意做到《类经》上指出的"志意和，精神定"（安闲清静，没有一切杂念的境界），切不可三心二意。

泡脚的注意事项

饭前、饭后1小时内不宜泡脚，以免影响肠胃的消化。

病情严重而且还在不稳定期，如血压很高、血糖很高、心衰严重，都需要谨慎泡脚。

严重心脏病患者、脑出血未治愈者、足部有炎症、外伤或皮肤烫伤者、出血性疾病、败血病患者、严重血栓患者、孕妇都不宜泡脚。

按摩结束后30分钟内最好喝一杯温开水，以利于气血运行。

女人看过来

祛寒小妙招

在热水中加入生姜片、花椒等，对祛风散寒效果更佳。比如说，如果白天受了风寒，或者感到疲累，在泡脚水里加入熬好的姜水，再喝上一杯热水，出点汗，各种不适症状将很快消除。

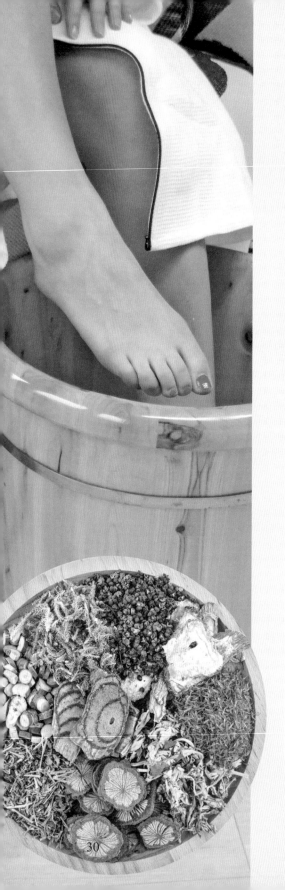

用中药泡脚法祛寒

　　中药泡脚能缓解头晕、头痛、失眠、耳鸣、感冒、腹胀腹泻、风湿性关节痛、足跟痛、腰痛、坐骨神经痛、高血压、糖尿病及"空调综合征"等病证。不同的中药煎汁足浴，适应不同的病证，应结合自身具体情况请有临床经验的中医开具足浴的中药处方。

风寒感冒泡脚方

　　艾叶、紫苏叶各 15 克，桔梗、麻黄各 10 克，生姜 5 片。风寒感冒者往往打喷嚏、流鼻涕、周身紧痛、恶寒、口淡、没有胃口、恶心呕吐、大便溏稀，感冒的急性期在家泡泡脚能帮助身体尽快恢复健康。

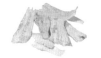

桔梗
宣畅肺气
化痰止咳

生姜
解表发汗
祛寒除湿

老寒腿药浴方

威灵仙、伸筋草、鸡血藤各30克，透骨草、桑寄生、当归、川牛膝各20克，苏木、独活各15克，制乳没（生乳香和生没药）各10克。将上述药材用4000毫升水煎煮沸后换小火煎15分钟，将药液倒入药浴桶内，趁着药液的蒸气先熏膝关节和踝关节，等药液温度合适时再浴腿。每次30分钟左右，每天一次，每次用两天。

当归	鸡血藤
补血活血 散寒止痛	补血行血 舒筋活络

痛经泡脚方

取艾叶30克、生姜100克、白酒100毫升。将艾叶和生姜洗净，生姜切成厚片，与艾叶一起放入锅中，加水适量，煎煮30分钟，去渣取汁，放进盆中，倒入白酒，先熏蒸后泡足。熏蒸水的温度应在90℃左右，但要防止烫伤，待水温下降至40℃左右时，再将双脚浸于水中。药水宜泡至双足踝关节处，泡脚的同时揉搓足心涌泉穴、足趾、足跟部。每晚1次，每次20～30分钟。于月经前7天开始泡，至月经结束。此方有温经散寒、活血止痛的效果。

艾叶	生姜
补血活血 散寒止痛	解表发汗 祛寒除湿

♀ 女人看过来

中药浸泡部位很重要

中药足浴治疗时，浸泡部位很重要，即水位应达到膝盖。因为小腿肌肉丰厚，浅静脉多，血运丰富，且小腿角质层薄，面积大，药物易于吸收。另外，从踝关节到膝关节，分布着六经的部分经穴、合穴、络穴和郄穴及六腑的下合穴，药物浸泡这些穴位，能促使经脉开通、促进气血运行、加强脏腑功能。因此，市面上那些只泡到脚踝的足浴服务可以起到保健作用，但难以达到治病效果。

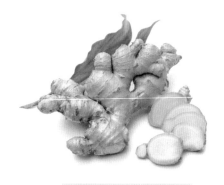

让女人浑身暖洋洋的饮食

姜

味辛，性微温，入脾、胃、肺经

主要功效

健胃止呕、辟腥臭、消水肿、解表发汗、活血、除湿。

生姜内含姜辣素，对心脏及血管有刺激作用，可以加速血液流动，使身体产生温热的感觉。在《伤寒论》和《金匮要略》中，生姜常用来解表、和胃散饮、止呕等，且具有解表发汗而不伤津液的作用。后世医学家称生姜为"胃家圣药"。现代医学认为，生姜含有挥发性姜油酮和姜油酚，具有活血、祛寒、除湿、发汗等功能。

常吃提高体温的温热性食物

食物妙用

伤风感冒时，吃几片生姜能促进血液循环，使全身发热出汗，减轻感冒症状。在民间，很多人冬季喝生姜汤来治疗轻微的风寒感冒。体质偏寒，平时怕冷的人还可以多吃些生姜来预防冻疮。如果患上了轻度冻疮，可用生姜、红糖煎水内服，同时用生姜切片涂抹患处。

食用提醒

生姜不能一次吃得过多或长时间过量食用，否则适得其反。

不宜人群

阴虚火旺、目赤内热者或患有痈肿疮疖、便秘、痔疮者，都不宜服用。

生姜止呕方

材料	生姜汁1汤匙，蜂蜜2汤匙。
制法	把生姜汁和蜂蜜，加适量水煮开。
用法	趁热服用，每日3次。
主治	乘车前喝些姜汁还可防止晕车呕吐。

生姜红糖水 解表散寒

材料 生姜适量，红糖 15 克。

做法

将生姜片、红糖一起放入杯中，倒入沸水，盖盖子闷泡约 5 分钟后饮用。

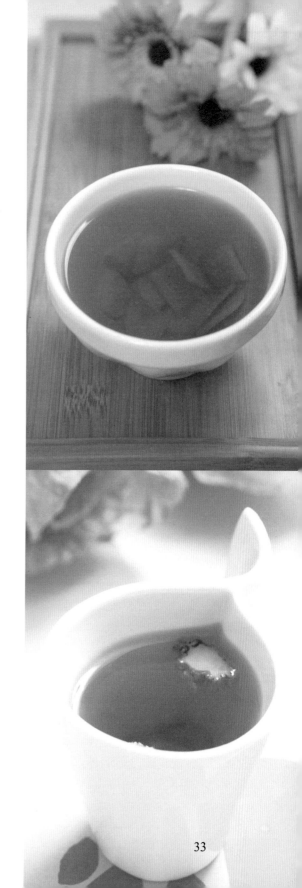

白芍姜糖茶 健脾暖胃

材料 白芍 10 克，姜 3 克，红糖 5 克。

做法

1. 将所有材料一起放入杯中，冲入沸水。

2. 盖上盖子闷泡约 15 分钟，调匀后即可饮用。

扫码获取

- ☑ 食物营养学
- ☑ 养生运动
- ☑ 中医小课堂
- ☑ 健康小常识

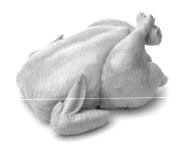

鸡肉

味甘，性温，入脾、胃经

温中益气、补虚损。

鸡的全身上下大部分都可以食用，更是一种"济世良药"。中医认为，鸡肉可以治疗由身体虚弱而引起的乏力、头晕等症状。民间在女人产后，常炖一只母鸡来补身子。同样地，女性来月经时，流失很多血的时候，也可以炖点鸡汤，让气血补得旺一点。有些女性到了中年，上有老，下有小，经常会感到力不从心，于是身体渐差，花容日衰，面容憔悴无光，这时可喝些鸡汤。

食物妙用

鸡肉含有牛磺酸，牛磺酸可以增强人的消化能力，提高人体免疫力。尤其是乌鸡、火鸡等品种，牛磺酸的含量更高，比普通鸡肉的滋补作用更强。女性可以常用乌鸡进补。

食用提醒

鸡不同部位的肉，营养成分有所差异。鸡胸脯肉的脂肪含量很低，而且含有大量维生素；鸡翅膀含有较多脂肪，想减肥的人宜少吃；鸡肝中的胆固醇很高，胆固醇高的人不要多吃；鸡屁股是储存病菌和致癌物的仓库，应弃掉不要。

不宜人群

鸡肉性温，感冒伴有头痛、乏力、发热的人及内火偏旺、痰湿偏重、热毒疖肿之人慎食。

鸡肉补益方

材料 黄雌鸡1只（约1000克），百合30克，白粳米250克。

制法 黄雌鸡从背部切开加入百合、白粳米缝合，加调味品煮熟。

用法 去百合、白粳米，吃肉喝汤。

主治 可以滋养五脏，补精益髓，治疗身体虚弱所致的虚劳羸瘦、产后诸虚、乳少、病后虚损等证。

红枣莲子鸡汤 益气补血

材料 鸡肉 100 克，红枣 10 克，莲子 5 克，枸杞子 4 克，盐适量。

做法

1. 枸杞子洗净；红枣洗净，去核；鸡肉洗净，切块；莲子洗净，用水浸泡 4 个小时。

2. 把以上材料放入水中，大火煮沸，撇去浮沫，改小火煮至鸡肉软烂，加盐调味即可。

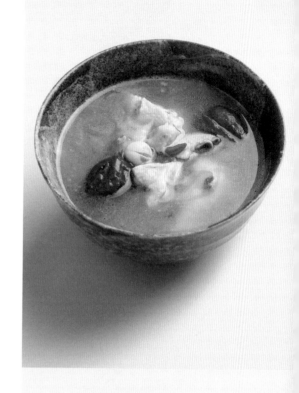

山药鸡蓉粥 健脾益肾

材料 大米 80 克，山药、乌鸡肉各 100 克，盐 3 克，葱末、姜末各 5 克，香油少许。

做法

1. 大米洗净，用水浸泡 30 分钟；山药去皮，切碎丁；乌鸡肉洗净，剁成细蓉。

2. 锅内加适量清水烧开，加入大米，大火煮开后转小火煮 25 分钟，放入山药丁、鸡蓉，搅匀再煮 10 分钟后，放入姜末和葱末，调入盐，滴上香油即可。

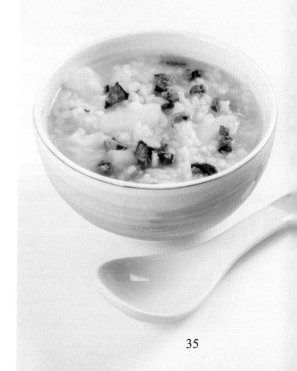

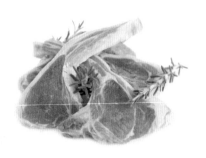

羊肉

味甘，性温，入脾、胃、肾、心经

主要功效

益气补虚、补血助阳。

《本草纲目》中记载，羊肉能补中益气，主治虚劳寒冷、五劳七伤。《本草拾遗》更是将羊肉与人参相提并论，认为它是温补、强身、壮体的肉类上品。其实，羊肉有山羊肉、绵羊肉之分。山羊肉是凉性的，可以预防血管硬化，适合高脂血症患者和健康老人食用；绵羊肉是热性的，可益气补虚、补血助阳、御寒生热，适合冬补，尤其适合体虚胃寒者、阳虚者食用。

食物妙用

羊肉适合清炖、焖煮、煨汤，当归生姜羊肉汤、萝卜羊肉汤自古就是温补祛寒的良方。为去除羊肉的膻味，可在炖煮时放点山楂。炒时可放入葱、姜、孜然等调料。

食用提醒

吃羊肉要细嚼慢咽，且一次不要吃得太多。最好同时吃些白菜、粉丝、冬瓜、金针菇、蘑菇、豆腐等。

吃羊肉后不宜马上喝茶，以免发生便秘。

不宜人群

绵羊肉性热，吃多了易上火，因此有发热、牙痛、眼红、口舌生疮、咳嗽、吐黄痰等上火症状者不宜食用；高血压、肾病，尤其是患肝脏病的老人应慎食。

___ 羊肉温中散寒方 ___

材料 羊肉 500 克，肉桂、豆蔻仁、小茴香各 5 克，生姜 10 克。

制法 将上述材料加清水，一起炖熟。

用法 吃肉喝汤。

主治 可温中散寒，适用于反胃、消化不良、腹部隐痛、腰膝冷痛等脾胃虚寒导致的症状。

羊肉胡萝卜粥 御寒补身

材料　羊肉、胡萝卜各50克，大米
　　　　100克，陈皮、葱末、姜末各5
　　　　克，盐3克，胡椒粉适量。

做法

1. 大米、羊肉、胡萝卜洗净，羊肉、
   胡萝卜切丁，大米浸泡30分钟。

2. 锅置火上，倒入适量清水烧沸，加
   大米，待大米煮熟时，加羊肉、陈
   皮、胡萝卜、姜末熬煮至大米呈黏
   稠状，加盐、胡椒粉，撒上葱末
   即可。

手抓羊肉 温肾壮阳

材料　羊肉500克，盐4克，姜片、
　　　　葱段各15克。

做法

1. 羊肉切大块，用清水冲洗干净，冷
   水下锅，大火烧开，去浮沫，加入
   盐、姜片、葱段。

2. 小火慢炖，待葱快烂时用筷子夹
   出，煮至肉软烂后捞出装盘即可。

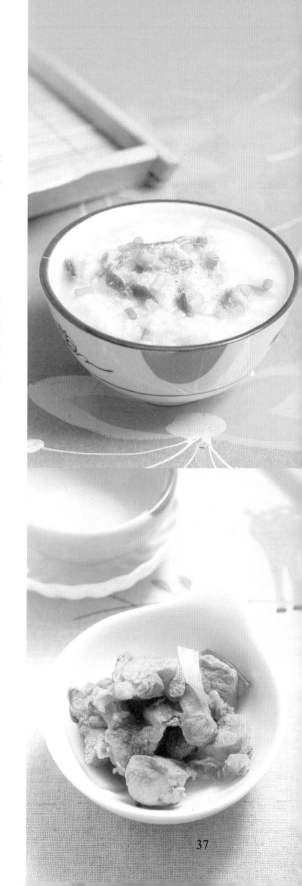

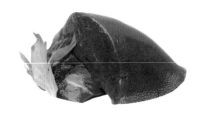

猪肝

味甘、苦，性温，入肝经

补肝明目，养血安神。

《本草纲目》中说猪肝"补肝明目，疗肝虚浮肿"。中医认为，猪肝适用于血虚萎黄、目赤、脚气、水肿等。现代医学认为，猪肝是补血食物，它除含有大量的蛋白质和维生素A外，还含有丰富的钙、磷、铁及维生素B_1、B_2等，可以调节、改善贫血病人造血系统的生理功能，防止缺铁性贫血、恶性贫血和佝偻病。

食物妙用

猪肝是猪体内最大的解毒器官，猪肝中积累了毒素，如果不彻底清洗，吃多了可能会中毒。因此，应将刚买回的鲜猪肝放在自来水龙头下冲洗10分钟，然后切成片放在淡盐水中浸泡30分钟，反复换水至水清为止。

食用提醒

健康人每周吃两次猪肝，每次100克，就可以很好地滋补身体，也不会造成当日胆固醇摄入量过高。在吃猪肝的同时，吃一些黄豆及豆制品，既可以减少胆固醇的吸收，又可以很好地滋补身体。

不宜人群

猪肝含胆固醇较高，高血压和冠心病患者应少吃。

猪肝治贫血方

材料 黄豆、猪肝各100克。

制法 将黄豆加水适量，煮至八成熟，再加入洗净的猪肝煮熟。

用法 每日分2次服用。

主治 有养血、补血之功效，可治疗缺铁性贫血。

猪肝菠菜粥 补血明目

材料 菠菜150克，大米、猪肝各100克，姜丝10克，料酒5克，盐3克。

做法

1. 大米洗净，用清水浸泡30分钟；菠菜择洗干净。

2. 猪肝洗3次，去血水，切薄片，用料酒腌渍10分钟；菠菜倒入烧开的沸水中，烫10秒钟，捞起，切小段备用。

3. 锅内倒入清水烧开，放入大米、姜丝煮20分钟，再放入猪肝熬煮5分钟，放入菠菜段、盐，小火熬煮1分钟即可。

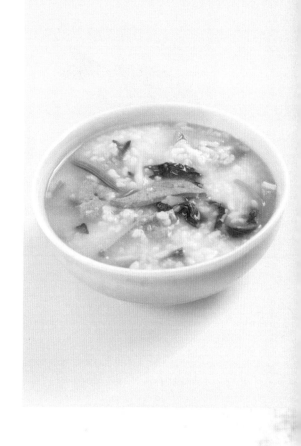

猪肝决明枸杞汤 活血补肝

材料 猪肝100克，决明子、枸杞子各12克，姜片5克，盐3克。

做法

1. 猪肝洗净，切薄片。

2. 锅中加水烧沸，放入猪肝片、决明子、枸杞子、姜片，炖煮20分钟，待熟后加盐调味即可。

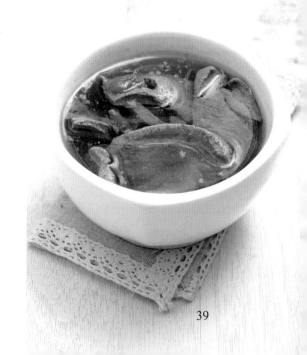

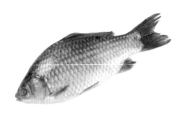

鲫鱼

味甘，性温，入脾、胃、大肠经

主要功效

健脾和胃、利尿消肿、滋养通乳、活血通络。

中医认为，鲫鱼是脾胃虚弱、食欲缺乏、肾炎水肿、肝病腹水、产后缺乳、胃痛等患者的食疗佳品。民间有"鱼生火"的说法，但鲫鱼是个例外，据《本草纲目》记载："诸鱼属火，独鲫属土，有调胃实肠之功。"

食物妙用

鲫鱼肉嫩味鲜，最好是清蒸吃或煮汤吃，若经煎炸，食疗功效就会打些折扣。鲫鱼豆腐汤是民间常用的最佳吃法之一，非常适合健康中老年人、病人和虚弱者食用。

食用提醒

洗鲫鱼时，人们都知道去鳞挖鳃并取出内脏，却很少有人会去掉其咽喉齿（位于鳃后咽喉部的牙齿），这样做出来的鲫鱼汤，其汤汁味道就欠佳，且有较重的泥腥味。因此，鲫鱼下锅前最好去掉其咽喉齿。

不宜人群

阳虚遗尿、肾衰竭、肝性脑病、肺结核、出血性疾病及大病初愈者慎食鲫鱼。

归芍活血补血方

材料 当归、白芍、郁金香、香附各9克，陈皮6克，新鲜鲫鱼1条，食盐适量。

制法 当归、白芍、郁金香、香附、陈皮煎煮好后除去药渣，放入新鲜鲫鱼，煮熟后加入适量的食盐调味。

用法 吃肉喝汤。

主治 此方活血补血，也适合乳腺癌患者调养。

鲫鱼豆腐汤 补脑益智

材料　鲫鱼1条，豆腐块300克，盐
5克，姜片、葱段、蒜片各10
克，料酒、植物油各适量。

做法

1. 鲫鱼去鳞去鳃洗净，擦干，在鱼身
两边各划3刀，用料酒、盐涂抹
均匀。

2. 锅置火上，倒油烧热，放入鲫鱼，
小火慢煎至两面金黄，倒入适量水、
料酒，放入葱段、姜片、蒜片。

3. 转大火烧开，待汤汁变白时加入豆
腐，小火慢炖至汤汁浓稠，加少量
盐，再炖3分钟即可。

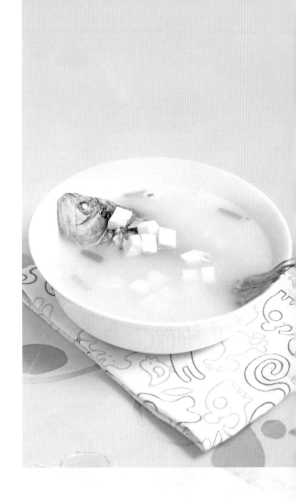

木瓜鲫鱼汤 补虚下乳

材料　木瓜片250克，洗净的鲫鱼
300克，盐4克，料酒10克，
葱段、姜片各5克，香菜段少
许，植物油适量。

做法

1. 锅置火上，倒油烧热，放入鲫鱼煎
至两面金黄铲出。

2. 将煎好的鲫鱼、木瓜放入汤煲内，
加入葱段、料酒、姜片，倒入适量
水。大火烧开，转小火煲40分钟，
加入盐、香菜段调味。

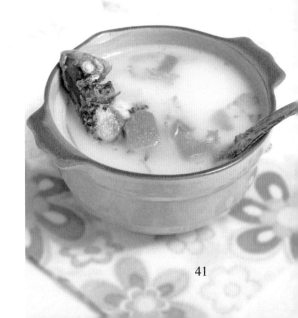

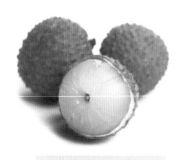

荔枝

**味甘、酸，性温，
入脾、肝经**

生津益血、健脾
止泻、开胃止呕、温
中理气、降逆、悦颜。

杨贵妃为何如此
青睐荔枝呢？原来，
荔枝皮壳有"红颜"，
果肉似"玉肌"，适
量食之，能使人面色
红润。中医认为，荔
枝能够治疗贫血、气
虚胃寒、呃逆等，适
用于妇女产后血虚及
老年体弱多病者。

食物妙用

直接食用荔枝果肉，有益于补充人体能
量、提高耐力、增强人体免疫功能、改善失
眠与健忘情况。

食用提醒

荔枝性温，多吃容易上火。成年人每天
吃荔枝一般不要超过 300 克，儿童一次不要
超过 5 枚。

若空腹大量食用荔枝后容易产生突发性
低血糖，发生"荔枝病"，轻则头晕、恶心、
出汗、肢冷，重则抽搐昏迷。故荔枝不宜食
用过量，更不能空腹食用。由于这种低血糖
是短暂性的状态，并非可以降血糖，因此不
适合糖尿病患者的饮食。

不宜人群

对荔枝过敏的人、糖尿病患者、阴虚火
旺者要禁止食用或慎用。

荔枝红枣养颜方

材料	荔枝干、红枣各 10 枚。
制法	荔枝干、红枣煮水。
用法	每日 1 剂。
主治	久服能补益心脾、养血悦色，使人皮肤润泽。此方也适合妇人贫血、身体虚弱者。

荔枝红豆粥 祛斑美白

材料 红豆60克，荔枝50克，大米
40克，白糖5克。

做法

1. 红豆洗净，浸泡4小时；大米淘洗
   干净，浸泡30分钟；荔枝去皮，
   去核。

2. 锅置火上，加适量清水煮沸，放入
   红豆，用大火煮沸，转小火熬煮，
   加入大米煮至软烂，再加入荔枝略
   煮，放入白糖调味。

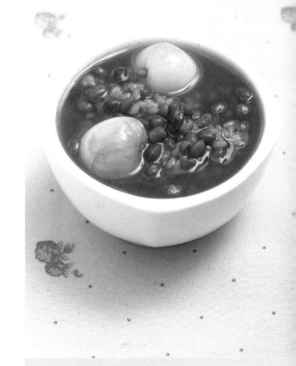

山楂荔枝红糖汤 健脾养血

材料 山楂肉、荔枝肉各50克，桂圆
肉20克，枸杞子5克，红糖
适量。

做法

1. 山楂肉、荔枝肉洗净；桂圆肉稍浸
   泡后洗净；枸杞子稍浸泡后洗净，
   捞出沥水。

2. 锅置火上，倒入适量清水，放入山
   楂肉、荔枝肉、桂圆肉，大火煮沸
   后改小火煮约20分钟，加入枸杞
   子继续煮约5分钟，加入红糖拌匀
   即可。

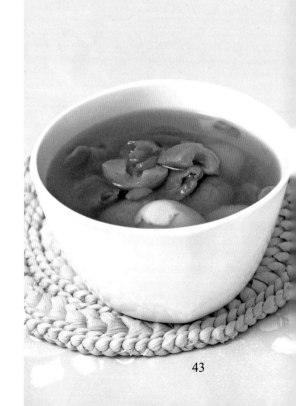

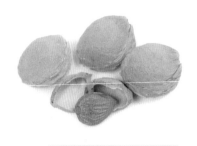

杏仁

味苦，性微温，入肺、大肠经

主要功效

止咳平喘、生津止渴、润肠通便、防癌抗癌。

杏仁一般分为两种：一种味苦，名为苦杏或北杏，多用作治疗；一种味甜，叫作甜杏或南杏，专供食用。只有中国产的南杏才有润肠通便之效。日常做润肺美容等食疗用，以南杏为主；若用于治疗咳嗽多痰，则以北杏为主。

食物妙用

可以用搅拌机将甜杏仁打成碎粒，早餐时在粥里撒上一小把，或调入酸奶、果汁中。

食用提醒

从外观上看，甜杏仁较大，表面是淡黄棕色，左右对称，味微甜；苦杏仁较小，表面是红棕色，左右不对称，味微苦。

杏仁有微毒，不可过量食用（每日食用量不宜超过 10 克）。如果苦杏仁食用过多，可引起头晕、心悸、恶心、呕吐等。发现中毒症状，应及时去医院抢救，切不可自行处理。

不宜人群

急、慢性肠胃炎患者食用杏仁会加重病情，须忌食。

杏仁美肌通便方

材料 南杏仁 10 克，北杏仁 5 克。

制法 南杏仁、北杏仁洗净捶碎，放入有过滤网的小茶壶内，冲入沸水泡 20 分钟即可。

用法 每日饮用。

主治 这种杏仁茶连喝两三个星期，便会有显著的润肺美肌、润肠通便之效。

栗子杏仁鸡汤 （补气强身）

材料 童子鸡1只，栗子肉150克，南杏仁10克，核桃仁100克，红枣10枚，生姜1片，盐7克。

做法

1. 栗子肉、南杏仁分别放入沸水中烫过，入冷水，捞出剥去外衣，洗净。

2. 童子鸡斩去脚，去内脏、鸡皮及鸡膏，洗净，放入沸水中焯烫，取出，滤干；瓦煲内放适量清水烧沸，放鸡、红枣、南杏仁、姜片大火煲滚。转用小火煲1个小时，放核桃仁及栗子肉大火煲滚，再转用小火煲1个小时，放盐即可。

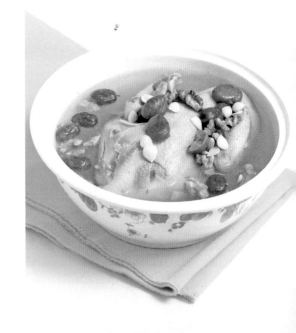

核桃杏仁露 （健脑益智）

材料 黄豆40克，核桃仁20克，杏仁10克。

做法

1. 黄豆洗净，浸泡一夜；杏仁洗净，浸泡3个小时；核桃仁洗净。

2. 将黄豆、杏仁、核桃仁一起放入豆浆机中，加水至指定水位线，按下豆浆键，待熟后饮用即可。

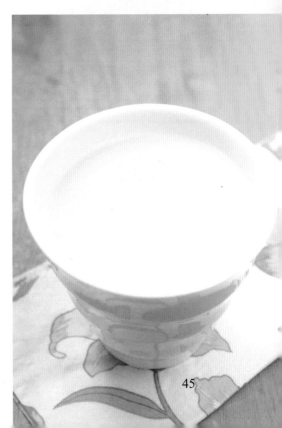

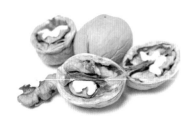

核桃

味甘，性温，入肾、肺、大肠经

主要功效

健脑益智、增强记忆力、补肾强腰。

中医认为，核桃可用于体质虚弱、神经衰弱、健忘、失眠多梦、腰酸乏力、动则气喘等。核桃是目前被证实的对阿尔茨海默病非常有改善作用的食品。因为核桃含人脑必需的脂肪酸，其中的磷脂对大脑神经尤为有益，能补脑健脑。美国饮食协会建议人们，每周最好吃两三次核桃，尤其是中老年人和绝经期妇女，因为核桃中所含的精氨酸、油酸、抗氧化物质等能保护心血管。

食物妙用

可做家常嚼食、糕点馅料、烹调菜点，任意选用。嚼食时不要剥掉核桃仁表面的褐色薄皮，以免损失掉一部分营养。

食用提醒

核桃仁所含的脂肪，虽然有利于清除胆固醇的不饱和脂肪酸，但脂肪本身具有很高的热量，如果过多食用又不能被充分利用，就会被人体作为胆固醇储存起来，结果适得其反。一般来说，每天食用 20~40 克核桃仁就能满足人体的需要，也就是每天吃四五个核桃即可。同时应适当减少其他脂肪的摄入，以避免热量摄入过高。

不宜人群

阴虚火旺、阴虚内热体质及患热性病者应慎食。

核桃补气血秘方

材料 核桃与红枣各 20 克，黑芝麻、阿胶、冰糖各 5 克。

制法 核桃与红枣、黑芝麻、阿胶、冰糖一起煮，小火熬至膏状。

用法 每日 1 剂。

主治 有活血化瘀、补气补血的功效，适合贫血、体虚的人食用。

核桃仁炒韭菜 补肾暖阳

材料 韭菜 200 克，核桃仁 50 克，盐 3 克。

做法

1. 韭菜洗净，切段；核桃仁浸泡，沥干，炒至金黄色盛出。

2. 锅内留底油烧热，下韭菜段，加盐炒匀，倒入核桃仁翻炒几下即可。

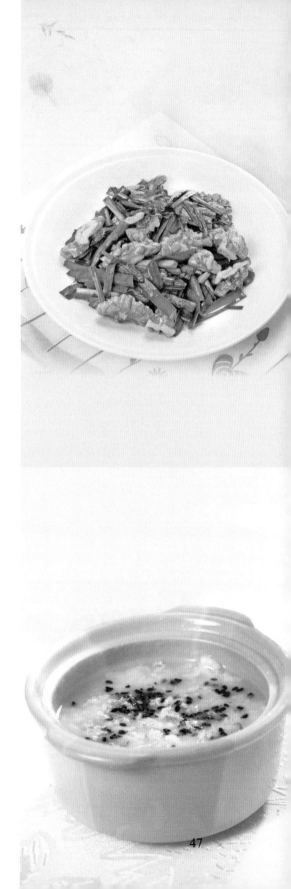

芝麻核桃粥 乌发美容

材料 黑芝麻 30 克，核桃 10 枚，糙米 60 克，白糖 10 克。

做法

1. 将核桃洗净，切碎；糙米洗净后用水浸泡 30 分钟，使其软化易煮。

2. 将核桃碎、黑芝麻连同泡好的糙米一起入锅煮至熟烂，加白糖调味即可。

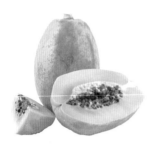

木瓜

味酸，性温，入肝、脾经

主要功效

消食、驱虫、清热、祛风。

木瓜又叫万寿果，李时珍在《本草纲目》中记载木瓜性温味酸，平肝和胃。在临床上，可用木瓜治疗胃痛、肺热干咳、乳汁不通、湿疹、寄生虫病、手脚痉挛疼痛等。现代医学认为，木瓜可以通乳，很适合哺乳期妇女吃；可以减肥瘦身；可以帮助溶解毛孔中堆积的皮脂和老化的角质。

食物妙用

木瓜最好生吃，熟吃会失去一些营养成分。饭后吃少量木瓜，还可以帮助肠道消化难以吸收的肉类。

食用提醒

木瓜中含有的番木瓜碱对人体有微毒，所以每次不宜多吃。

不宜人群

对木瓜过敏的人应慎食，尤其是孕妇应忌食木瓜，因为食用后易引起子宫收缩和腹痛。

女人看过来

冻出来的"空调腿"

如果是由商场里的冷气"冻"出来的风湿性关节炎，造成了关节肿痛，可服用木瓜薏米羊肉粥。需要木瓜20克、薏米30克、粳米30克、羊肉50克。将木瓜、薏米、粳米和焯过水的羊肉一道放入锅内，加适量冷水，用大火煲沸后，再用小火炖到酥烂状即可食用，每日或隔日食用。

桂圆红枣木瓜茶 （丰胸美容）

材料 桂圆肉10克，红枣5枚，木瓜果肉20克。

做法

1. 将木瓜果肉切片，红枣去核、切片。
2. 将所有材料一起放入杯中，冲入沸水，盖盖子闷泡约8分钟后饮用。

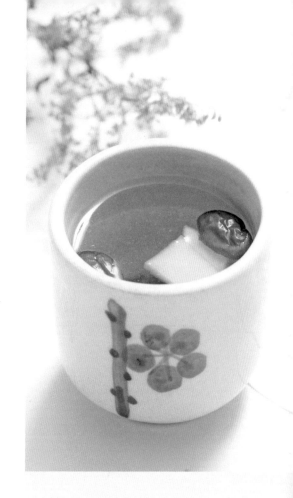

银耳木瓜排骨汤 （护肝养颜）

材料 猪排骨250克，干银耳5克，木瓜100克，盐4克，葱段、姜片各适量。

做法

1. 干银耳泡发，洗净，撕成小朵；木瓜去皮、籽，切成滚刀块；排骨洗净，切段，焯水备用。
2. 汤锅加清水，放入排骨、葱段、姜片同煮，大火烧开后放入银耳，小火慢炖约1个小时。
3. 把木瓜放入汤中，再炖15分钟，调入盐搅匀即可。

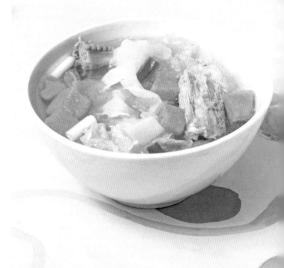

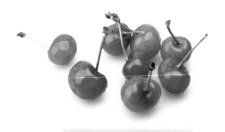

樱桃

味甘、微酸，性温，入脾、肝经

主要功效

补中益气、祛风。

樱桃色泽红艳光洁，自古就是美容果，古籍称它能"滋润皮肤""令人好颜色，美态"。中医认为，常吃樱桃能起到止痛、抗贫血，防治麻疹、治疗风湿、养颜驻容的作用。樱桃中含铁量极其丰富，如今有些女性不爱吃肉，是导致缺铁的一个原因。铁是合成人体血红蛋白的原料，而女人又以阴血为本，因此，樱桃除能美肤外，还可辅助治疗孕妇、哺乳期女性贫血及月经过多、崩漏等多种妇科病症。樱桃全枝皆是妇科良药。

食物妙用

樱桃核中含有一种叫氰苷的成分，它水解后能产生有毒物质氢氰酸，因此在吃樱桃时要尽量去籽。

食用提醒

樱桃性温热，一次不宜多吃。

如果吃多了樱桃发生氰化物中毒症状，可口服甘蔗汁清热解毒。

樱桃经雨淋后，内部易生小虫，肉眼难见，最好洗完后用水浸泡5分钟再吃。

不宜人群

樱桃性温热，患热性病及虚热咳嗽者忌食。

樱桃米酒补气血秘方

材料 鲜樱桃1000克，米酒2500克。

制法 樱桃洗净去籽、核，置坛中，加米酒浸泡、密封，每2~3日搅动1次，15~20天即成。

用法 每次饮用20毫升，每天3次。

主治 祛风胜湿、活血止痛，可治疗风湿病、关节痛，适用于风湿腰腿疼痛、屈伸不利及冻疮等病症。

樱桃蔬菜沙拉 美容养颜

材料 樱桃 200 克，苦菊、红甜椒、黄甜椒各 100 克，酸奶适量。

做法

1. 樱桃洗净，去核；苦菊洗干净，切段；红甜椒、黄甜椒洗净，切块。
2. 准备好的食材放入盘中，在上面淋上酸奶，拌匀即可。

樱桃汁 润泽肌肤

材料 樱桃 300 克。

做法

樱桃洗净，去核，榨汁 30 ~ 50 毫升，置杯内隔水蒸 10 分钟即可。

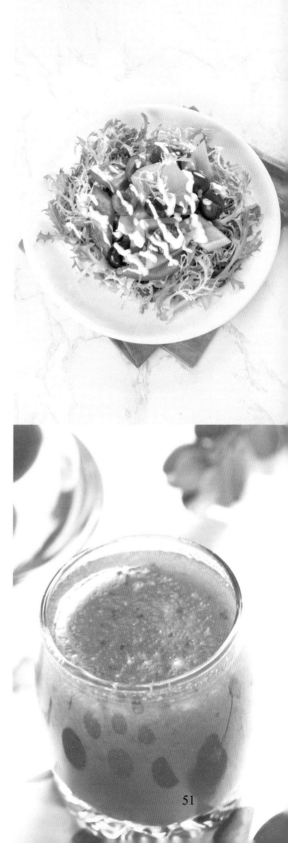

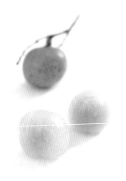

桂圆

味甘，性温，入心、脾经

补益心脾、养血宁神、补精益智。

桂圆又名龙眼。李时珍说："龙眼大补。""食品以荔枝为贵，而资益则龙眼为良"。中医认为，桂圆适用于病后体虚、血虚萎黄、心血不足、心悸怔忡、失眠健忘、自汗盗汗、脾虚泄泻、神经衰弱等病症。对于体弱贫血、年老体衰、久病体虚的人来说，经常吃些桂圆是很有补益作用的。特别是妇女产后，因桂圆富含铁和维生素B$_2$，可以减轻子宫收缩及宫体下垂感，常吃大有益处。

食物妙用

桂圆作为水果宜鲜食，一般在两三天内吃完。一旦发现桂圆颜色变深，且果肉呈深褐色，就说明保存时间太长，不能吃了。

食用提醒

很多人认为桂圆不用刻意清洗，直接剥了皮就能吃果肉。其实，桂圆多成串采摘，果皮上会沾有很多细菌污物。另外，为延长桂圆的保质期限，种植者可能会用硫黄等化学物质来处理水果。因此，进食前须在流动水下彻底清洗。可以整串冲洗，或用剪刀连果蒂一并剪下再洗。切记未经清洗，便直接去啃咬桂圆皮。

吃桂圆应适量。桂圆毕竟是温性食物，多食易生内热，所以不能吃得太多。

不宜人群

脾胃有痰火及湿滞停饮者应慎食桂圆，最好忌食。

红枣花生补血益身方

材料	龙眼干、红枣各12克，花生米15克，糯米50克，红糖3克。
制法	龙眼干、红枣、花生米、糯米、红糖熬粥。
用法	早晚各1次。
主治	可治贫血及身体虚弱。

黑芝麻桂圆粥 补养心脾

材料 大米 50 克，熟黑芝麻 10 克，
干桂圆 12 个。

做法

1. 干桂圆去壳，洗净；大米洗净，用
水浸泡 30 分钟。

2. 锅内加适量清水烧开，加入大米和
桂圆肉，大火煮开后转小火煮 30
分钟后，撒上熟黑芝麻，继续煮 5
分钟即可。

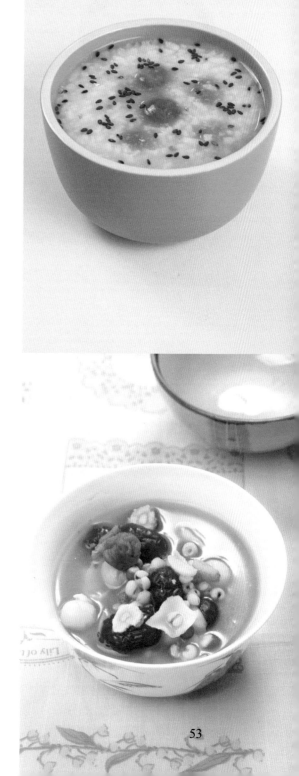

桂圆芡实薏米汤 补肾健脾

材料 芡实 50 克，薏米 40 克，桂圆
肉、莲子、百合、沙参、玉竹各
20 克，红枣 4 枚，冰糖适量。

做法

1. 薏米、莲子、沙参洗净，用水浸泡
4 小时；桂圆、芡实、百合、玉竹
洗净，泡软；红枣洗净，去核。

2. 汤锅中放入芡实、薏米、莲子、红
枣、百合、沙参、玉竹，加入适量
清水，大火煮沸后转小火煮 1 个小
时，加入桂圆肉煮 15 分钟，加入
冰糖调味即可。

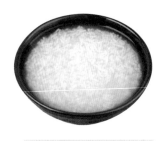

米酒

味甘，性温，入肝、肺、肾经

主要功效

活气养血、活络通经。

米酒也叫醪糟，因主要原料是江米，所以也叫江米酒，北方一般称它为"米酒"或"甜酒"。中医认为，米酒为温补强壮之食品。明代李时珍的《本草纲目》中说："通血脉，厚肠胃，润皮肤，散湿气，消忧发怒，宣言畅意。养脾气，扶肝，除风下气。"现代医学研究发现，米酒中有能促进女性胸部细胞丰满的天然荷尔蒙，其酒精成分也有助于改善胸部血液循环，所以有一定的丰胸功效。

食物妙用

米酒通常有三种，一是甜醪糟，就是在煮沸的醪糟中加入适量的白糖；二是鸡蛋醪糟，碗内打鸡蛋一个，搅拌均匀，用煮沸的甜醪糟冲入，使鸡蛋呈絮状；三是香桂醪糟，在甜醪糟煮沸时加入桂花等，使甜香更醇厚。

食用提醒

米酒中含有少量的酒精成分，其酒精含量为 2%～3%。一般情况下，成人每天饮用 150～200 毫升较为适宜。

不宜人群

患有肝病（急、慢性肝炎，肝硬化等）者不宜喝米酒，因酒精对肝细胞有直接刺激作用，对病情不利。

女人看过来

米酒煮鸡蛋对女人很滋补

米酒煮鸡蛋，年轻女性每月月经前后，早晚各一碗，滋阴养颜又丰胸，还可以缓解痛经；产妇在坐月子时食用，能帮助下恶露、清洁子宫。米酒煮鸡蛋的做法很简单：取米酒 3 大匙、鸡蛋 1 个、清水适量、红糖 5 克、生姜末 1 茶匙，在开水中加入红糖、生姜，然后打进鸡蛋，熄火，将蛋与汤盛入碗中，放入米酒即成。

米酒土鸡汤 促进消化

材料 土鸡半只，干黄花菜、干木耳各 20 克，花生 30 克，广东米酒、老姜片、白糖各适量。

做法

1. 土鸡洗净，取肉切薄片。鸡骨入锅加水，放入老姜，开火炖约 40 分钟。

2. 花生煮熟煮透，捞起连同除鸡肉片之外的所有食材，用开水稍微过一下。

3. 鸡汤倒入锅中，开中火煲煮约 10 分钟，再放入所有食材，加适量米酒，中小火微煮 5 分钟，加盐调味。至煮开，加白糖调味即可。

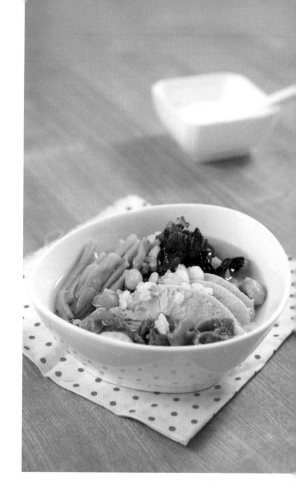

红豆黑米醪糟粥 补血益气

材料 红豆、黑米各 30 克，红枣 5 枚，醪糟 50 克，红糖适量。

做法

1. 红豆、黑米洗净，用水浸泡 4 个小时；红枣洗净，去核。

2. 锅内加适量清水，加入红豆、黑米，大火煮开后转小火。

3. 煮 50 分钟后，加入红枣，续煮至所有材料软糯后，趁热拌入醪糟及红糖即可。

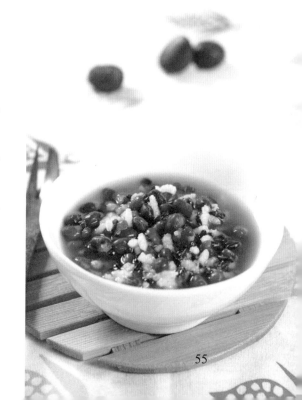

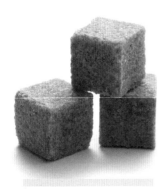

红糖
味甘，性温，入脾经

主要功效

益气补血、健脾暖胃。

红糖的好处在于"温而补之，温而通之，温而散之"，也就是我们俗称的温补。红糖性温，有化瘀生津、散寒活血、暖胃健脾、缓解疼痛之功效。中医认为，红糖很适合怕冷、体质虚寒的人食用。对老年体弱，特别是大病初愈的人，红糖也有疗虚进补的作用。

多吃些补气血的食物

食物妙用

有中气不足、食欲缺乏、营养不良等问题的人，平常可适量饮用红糖水。红糖水中的红糖必须用煮沸的开水冲泡。

食用提醒

女性只需在坐月子、来月经期间，适当地补一些红糖即可，不用每天都吃。

红糖若没保存好，会结成硬块。遇到这种情况，用锤敲打不可取，应将其放在湿度较高的地方，盖上两三层拧过的湿布，让它重新吸收水分即可慢慢散开。

不宜人群

胃酸高的人，包括糜烂性胃炎、胃溃疡患者，糖尿病患者都不宜食用红糖。

女人看过来

红糖温补女人

受寒腹痛、月经来潮时、易感冒的人，可用红糖姜汤祛寒。孕妇产后失血多，体力和能量消耗大，在产后的 7～10 天中喝一些红糖水，有利于产后体力的恢复，且对产后子宫的收缩、恢复、恶露的排出以及乳汁分泌等，也有明显的促进作用。在民间，常用红糖 30 克、红枣 30 克、鲜姜 15 克，一同放入砂锅中，加清水三碗煎至一碗半，一次服完。此方可祛风散寒，治伤风咳嗽、胃寒刺痛等疾病。

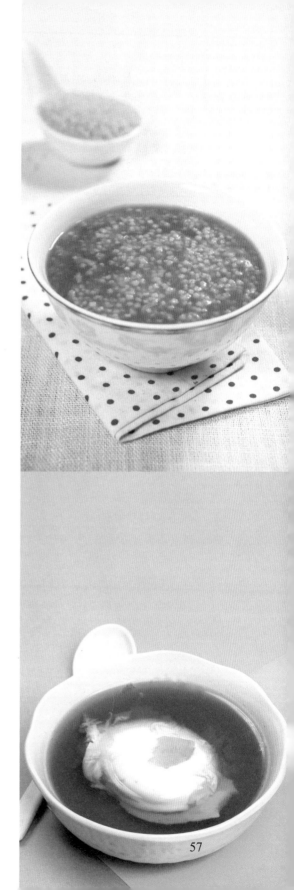

红糖小米粥 (暖养脾胃)

材料 小米 100 克，红糖 10 克。

做法

1. 将小米淘洗干净，放入开水锅内，旺火烧开后，转小火煮至粥黏稠。
2. 加入适量红糖搅匀，再煮开，盛入碗内即成。

红糖姜汁蛋包汤 (调经活血)

材料 红糖 50 克，鸡蛋 2 个，老姜 5 克。

做法

1. 老姜洗净，放入水中用小火煮 10 分钟。
2. 在姜水中磕入鸡蛋成荷包蛋，煮至鸡蛋浮起，加入红糖搅匀即可。

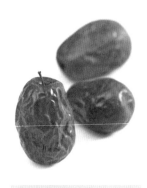

红枣

味甘，性温，入脾、胃经

补中益气、养血安神。

红枣含糖量高，产生热量大，因此特别适合在冬天食用。中医认为，常吃红枣对于经血过多而引起贫血的女性可起到改善面色苍白和手脚冰冷的补益功效。因此，生活中常常受到女性朋友的青睐。

食物妙用

蒸、炖、煨、煮均可。最常用的方法是将红枣煎水服用，食用前用小刀在其表皮划出直纹，以帮助养分溢出，然后加适量的水煮1个小时左右即可。

食用提醒

没有在铁锅里炒硬、炒黑的红枣泡茶喝是没有用的，因为外皮包裹住了枣子，营养成分出不来。而经过炒制的红枣，经开水一泡，表皮都裂开了，里面的营养成分才会渗出来。红枣在铁锅里炒黑后泡水喝，可以治疗胃寒、胃痛。

不宜人群

在月经期间，一些女性常会出现眼肿或脚肿的现象，其实这是湿重的表现，这类人群就不适合服食红枣，以免加重水肿症状。另外，偏燥热的女性朋友，也不适合在经期服食，因为这很可能引起经血过多而伤害身体健康。

❀ 女人看过来

一颗红枣就是一颗驻颜丹

红枣的养生美容功效主要体现在它补血益气的方面，因为气血好，所以肤色好。女性气血充盈了才会漂亮，月经量多的女性尤其要注意补血。有没有简便的方法呢？当然有！黑木耳10克、红枣50克，加适量的水一起煮，煮熟后加些白糖，在月经前一周到月经结束这段时间每天或隔天饮用，健脾、补血、调经的功效特别显著。

红枣蜂蜜茶 （活血暖体）

材料　红枣（去核）150 克，蜂蜜
250 毫升，冰糖 50 克。

做法

1. 红枣、冰糖加 350 毫升水煮熟，收
干水分，捣成枣泥。

2. 再加入蜂蜜拌匀，盛在干净的玻璃
瓶中，饮用时取 1 茶匙加入温开水
即可。

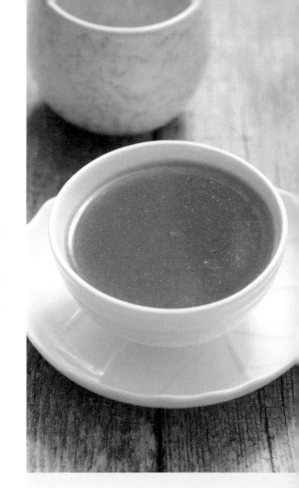

小麦红枣粥 （补养心神）

材料　小麦仁 50 克，红枣 6 枚，糯米
80 克。

做法

1. 小麦仁、糯米洗净，浸泡 30 分钟；
红枣洗净，去核。

2. 将小麦仁、糯米、红枣一起放入开
水锅中，大火煮沸，改小火煮至粥
黏润、烂熟。

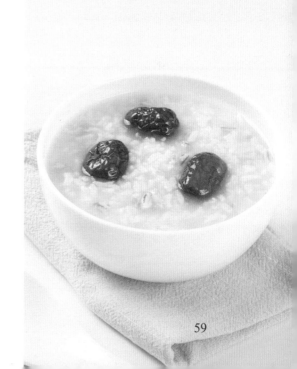

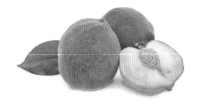

桃子
味甘，性温，入肝、大肠经

主要功效
补心活血。

桃子营养丰富、味道鲜美，广受人们欢迎。孙思邈称桃为"肺之果"，其富含维生素C、果胶等营养成分，具有润肺生津、延缓衰老、缓解便秘的功效。另外，桃子含铁量居水果之冠，是缺铁性贫血患者理想的辅助食物，能帮助女性朋友补气活血、美容养颜。

食物妙用

榨汁。桃子洗净去核后，放入搅拌机中榨汁饮用。饮用桃汁可以益肺养心、助消化，适合肺病、心血管病患者食用。

食用提醒

没有完全成熟的桃子最好不要吃，吃了可能会引起腹胀或腹泻。

不宜人群

因桃子性温，所以内热偏盛、易生疮疖、脾胃虚弱者不宜食用。

⊱✿⊰ 女人看过来

桃干蜂蜜水，益肺养心

桃子洗净后切成两半，去核晒干后，拌上蜂蜜，放入带盖瓷盅内隔水蒸2个小时；蒸好冷却后装瓶备用。每次饭后吃1~2块桃干片，用温开水冲桃蜜水半匙服食。桃干搭配蜂蜜水有助于补益心肺、生津润肠。

苹果蜜桃茶 润肺益气

材料 苹果丁、水蜜桃丁各25克，鲜
柠檬1片，红茶1包，蜂蜜5克。

做法

1. 将苹果丁与水蜜桃丁放入茶壶中，
   再放入柠檬片、红茶包。
2. 倒入沸水，盖盖子闷泡约8分钟，
   待茶水温热后调入蜂蜜即可。

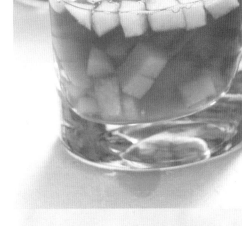

梅酒仙桃 润肤美容

材料 水蜜桃2个，青梅酒100克，
柠檬汁30克，干薄荷、鲜薄荷
各少许。

做法

1. 水蜜桃洗净，去皮、去核，切片。
2. 青梅酒倒入容器中，倒入柠檬汁；
   干薄荷揉碎，放进青梅酒中。
3. 水蜜桃片摆放在容器内，淋入调好
   的青梅酒，浸泡15分钟左右取出，
   点缀鲜薄荷即可。

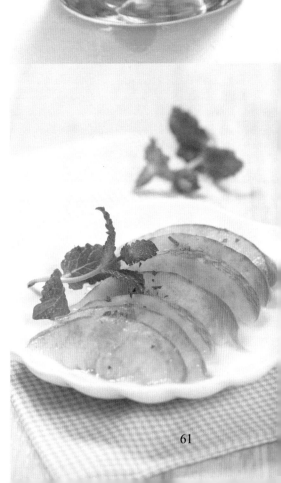

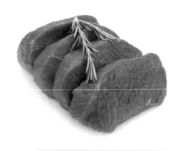

牛肉

味甘，性平，入脾、肾经

主要功效

补精血、温经脉、滋养脾胃、强筋健骨、消肿利水。

牛肉是补气血的佳品。牛肉能补脾胃、益气血、强筋骨，中气下陷、中气不足、气血两亏、气短体虚、贫血久病、颜面苍白及面黄目眩的人，尤其适合多吃牛肉。

食物妙用

牛肉最好煮或炖着吃。炖煮牛肉时加适量生姜，可增加温阳祛寒的作用；加少量山楂，不仅可加速炖熟，还可增加补气血的功效。

食用提醒

牛肉不宜熏、烤，以免产生苯并芘和亚硝胺等致癌物质。另外，牛肉不宜常吃，以一周一次为宜。

不宜人群

黄牛肉因其性偏热，口舌生疮、有内热的人应少吃，以防助热生痰。另外，患皮肤病、肝病、肾病的人应慎食牛肉。

女人看过来

阿胶牛肉汤健脾养血

阿胶与牛肉配伍，熬制成汤，有健脾养血之功，是南方人尤其是广东人常用的方法之一。因为阿胶补血止血、护肤养颜，牛肉健脾养血、温经脉，配伍后温中补血。所以，凡脾虚、气血不足者，都可服用阿胶牛肉汤。虚弱者，以及病后或老年体力衰弱、贫血萎黄者，常饮此汤，对身体大有补益。

本汤制作原料为：牛肉100克、阿胶15克、米酒20毫升、生姜10克。牛肉须去筋切片后与生姜、米酒一起放入砂锅。然后加水以小火炖30分钟，加入阿胶及其他调料，溶解即可。

番茄炖牛腩 补血养颜

材料 牛腩 400 克，番茄 250 克，料酒、酱油各 15 克，葱末、姜末各 5 克，盐 4 克，植物油适量。

做法

1. 牛腩洗净，切块，入沸水锅中焯一下，捞出备用；番茄洗净、去皮，取一半切碎，另一半切块。

2. 油锅烧热，爆香姜末，放入番茄碎，大火炒几下之后转小火煮成酱。

3. 加牛腩、酱油、料酒、盐翻匀，倒入砂锅中，加水炖至熟烂，放番茄块炖 5 分钟，撒葱末即可。

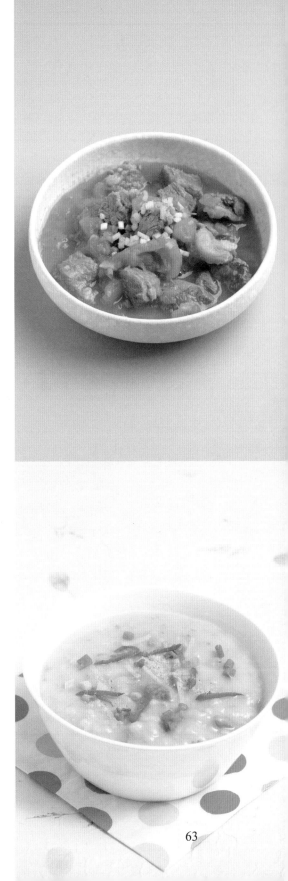

大麦牛肉粥 滋养脾胃

材料 大麦 75 克，牛肉 50 克，胡萝卜 25 克，红椒丝 15 克，姜丝 10 克，葱花、盐各 4 克。

做法

1. 大麦洗净，用水浸泡 1 个小时；牛肉洗净，切末；胡萝卜切丁。

2. 锅中倒入适量清水烧沸，放入大麦，大火煮沸后换小火熬煮；粥将熟时加胡萝卜丁，熬煮 5 分钟后再加入牛肉末、姜丝，煮至牛肉熟透时加盐调味，撒上葱花、红椒丝即可。

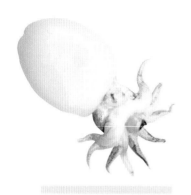

墨鱼

味甘、咸，性平，入肝、肾经

主要功效

滋肝肾、补气血、清胃去热。

墨鱼又称乌贼鱼、墨斗鱼。李时珍称它为"血分药"，是治疗女性贫血、血虚经闭的良药。中医认为，墨鱼是女性的保健食品，有养血、明目、通经、安胎、利产、止血、催乳等功效。女人一生不论经、孕、产、乳各期，食用墨鱼都有好处。

食物妙用

墨鱼常用来炖汤和煲粥，补气补血功效最佳。

食用提醒

干墨鱼要先放在冷水里浸泡8~12个小时，直至墨鱼全软，再进行烹制。

不宜人群

痛风患者须慎食墨鱼。

女人看过来

最益女性的墨鱼

墨鱼可谓是妇科良药，我国常用墨鱼治疗各种女性疾病。

治月经过少或闭经：可用墨鱼30克、核桃仁6克一起煮食，每日1次至月经来潮为止。

治白带过多：可将鲜墨鱼2个洗净，同猪瘦肉250克切片炖熟，食盐调味，每日1次，5日为1个疗程。

治功能性子宫出血：取完整墨鱼之墨囊，烘干研细末，装入胶囊，每次1克，每日2次，3~5天为1个疗程。

治产后乳少：用墨鱼100克与猪蹄1只清炖熟食，每日1剂，5日为1个疗程。

芹菜拌墨鱼 平肝清热

材料 墨鱼丝 200 克，芹菜段 100 克，
红椒丝 10 克，蒜末 15 克，盐、
香油各 5 克，鸡精 3 克。

做法

1. 芹菜段和墨鱼丝分别放入沸水中焯
   熟，捞出，沥干，晾凉，和红椒丝
   一起装盘。

2. 取小碗，放入蒜末、盐、鸡精、香
   油搅拌均匀，做成调味汁。

3. 取盘，放入墨鱼丝。

墨鱼尖椒 养阴清热

材料 墨鱼 200 克，尖椒 100 克，葱
花、姜丝、盐、植物油各适量。

做法

1. 墨鱼去除墨囊，抽去骨头，洗净，
   切丝；尖椒洗净，去蒂除籽，切丝。

2. 炒锅置火上，倒入适量植物油，待
   油温烧至七成热，放葱花、姜丝炒
   香，放入墨鱼丝翻炒至卷曲，倒入
   尖椒丝炒熟，用盐调味即可。

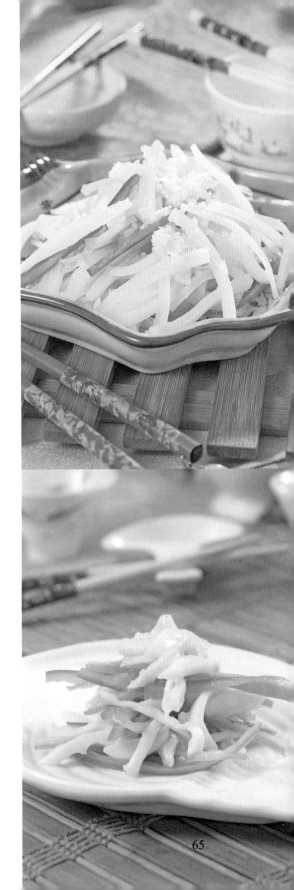

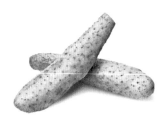

山药

味甘，性平，入肺、脾、肾经

主要功效

补肺、健脾、固肾、益精、止泻、敛汗、化痰涎、润皮毛。

山药人称"神仙之食"。《本草纲目》里说山药"益肾气，健脾胃，止泄痢，化痰涎，润皮毛。"中医认为，山药入肺、脾、肾三经，适合各种体质的人，中医常用山药来治疗慢性肠胃炎、肺虚咳嗽、脾虚久泻、肾气不足等症。现代医学研究表明，山药富含甘露聚糖，热量低，是降血糖、减肥的佳品。

食物妙用

一般可用鲜山药 100 克，洗净后蒸 30 分钟，去皮食用，或蘸白糖少许食用，或将山药与粳米、糯米熬成粥食用。

食用提醒

新鲜山药一定要蒸熟煮透，因山药中含有一种碱性物质，在高温下才能被破坏，如果没熟透，口腔会发麻，甚至还会引起恶心、呕吐等中毒症状。

不宜人群

山药中的淀粉含量较高，大便干燥、便秘者最好少吃。此外，山药甘平且偏热，体质偏热、容易上火的人也要慎食。

女人看过来

山药既美容又补肾

秋季皮肤易干燥，毛发枯槁，而山药能生津润燥，有滋润皮肤和毛发的功能，故有美容作用。可以用山药煮粥、煲汤，如老鸭山药汤等。

手脚发凉常对女性"情有独钟"，而山药乌鸡汤有很好的补中、益气、养血作用，特别适合手脚发凉的患者食用。

牛肉山药枸杞子汤 补肾

材料 牛腱子肉150克，山药块100克，莲子15克，桂圆肉、枸杞子各10克，盐5克，葱段、姜片、料酒各适量。

做法

1. 牛腱子肉洗净，切块，焯水捞出；莲子、枸杞子用温水泡软。

2. 砂锅内放入清水，放入牛腱子肉、葱段、姜片，大火烧开后，加入料酒，改小火炖2个小时，放入山药、莲子、枸杞子、桂圆肉，小火炖30分钟，加盐调味即可。

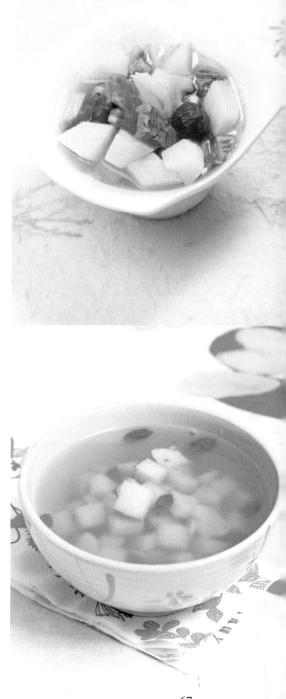

百合山药枸杞甜汤 润肺

材料 山药150克，干百合15克，枸杞子10克，冰糖适量。

做法

1. 山药去皮洗净，切小块；干百合、枸杞子分别用清水泡发。

2. 锅置火上，倒入适量清水，大火煮沸，放入山药块、干百合，改小火煮至山药块熟烂，加入枸杞子用小火煮约5分钟，加冰糖煮至化开即可。

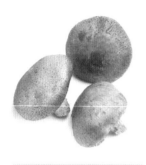

香菇

味甘，性平，入脾、肾经

主要功效

益气不饥、治风破血、化痰理气、益味助食。

香菇是"四大山珍"之一，有"植物皇后""素中之荤"的美称，对于气血亏虚、经常乏力的人有很好的调理作用。现代营养学认为，香菇中含有30多种酶和18种氨基酸，是人体酶缺乏症和补充氨基酸的首选食物。

食物妙用

香菇的食用方法有很多，可单独食用，也可以与鸡肉、猪肉、鸭肉等相配。

在口感上，如果选择炖鸡、炖鸭、炖鱼等，最好选择干香菇，可提升香菇的香味。但如果是炒菜，比较讲究口感，最好用新鲜的香菇。

食用提醒

将干香菇浸泡的时候，最好用20℃～35℃的温水。而且干香菇浸泡后的水含有较高的香菇嘌呤（可以降血脂，保护心血管系统，还能有效防止动脉粥样硬化），所以，最好不要倒掉水，可以一同放到锅里炖煮食用。

不宜人群

由于香菇富含钙、磷、铁、钾，因此严重肾功能减退及尿毒症、高血钾患者，都不能吃香菇，以免加重病情。

女人看过来

香菇抗衰老

韩国女性每日必吃干香菇。女人过50岁后，腰就会弯，身高也会降低，预防的最好措施就是提前补充钙以及帮助钙吸收的维生素D，而干香菇正是含有这两种营养元素的食物。

香菇油菜 润肠通便

材料 油菜 250 克，香菇（水发）
100 克，盐 2 克，淀粉、植物
油各适量。

做法

1. 香菇泡发，洗净去蒂，切成片；油
   菜择洗干净，对半剖开。

2. 用泡香菇的适量水，调入淀粉搅拌
   均匀待用。

3. 锅中水烧开后加点盐，分别放入油
   菜和香菇焯熟摆盘。

4. 锅里倒入油，烧热后倒入水淀粉熬
   制黏稠，浇在油菜和香菇上即可。

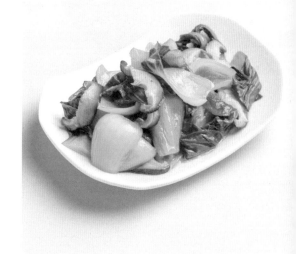

香菇海参小米粥 补肾温阳

材料 鲜香菇、海参各 50 克，小米
80 克，姜片、葱末各 3 克，盐
1 克。

做法

1. 小米洗净；海参用纯净水泡发，去
   内脏，洗净，切块；香菇洗净，
   切片。

2. 锅内加适量清水烧开，加入海参块、
   葱末、姜片，大火煮开，转小火。
   加入小米煮 20 分钟后，加入香菇
   片，煮 10 分钟后加盐调味即可。

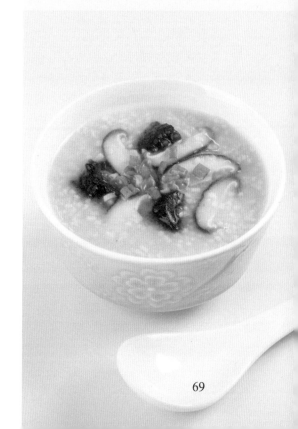

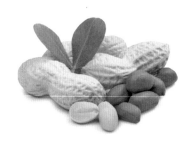

花生

味甘，性平，入脾、肺经

主要功效

健脾和胃、润肺化痰、养血调气。

中医认为，花生有调和脾胃、补血止血、润肺化痰、清咽止咳等功效，其中"补血止血"主要就靠花生仁外那层红衣，中医叫"花生衣"。中医理论认为，"脾主统血"，气虚的人就容易出血，花生红衣正是因为能够补脾胃之气，所以能达到养血止血的效果。

食物妙用

花生的吃法很多，可以生吃、炒吃、油炸吃、煮着吃、做成糕点吃。《药性考》中说花生："生研用下痰。炒熟用开胃醒脾、滑肠，干咳者宜餐，滋燥润火。"

食用提醒

想减肥的人可以选择水煮花生、炒花生米，直接当零食来吃。还可用花生酱代替黄油、奶油等，既美味又能减少摄入的热量。

不宜人群

体寒湿滞、脾虚便泄，以及有肠胃道疾病的人不宜食用花生，否则会加重腹泻；有肝胆疾患的人，吃花生会加重肝脏负担，也不宜食用。

女人看过来

花生衣是女性的保护神

花生是女性抗衰老的佳品，这主要归功于其富含维生素 E，同时还有防止褐色素沉着于皮肤的作用，避免色斑、蝴蝶斑的形成。有个谜语，叫"麻屋子，红帐子，里边养个白胖子"，谜底就是我们平时吃的花生。可很多人吃炒花生的时候，习惯把那层"红帐子"，也就是花生仁外面的红皮搓掉，只吃仁。其实，这样的吃法很不好，要知道那层红皮对人体有很好的保健作用。

花生红枣山药粥 （补血养血）

材料　大米 80 克，山药 50 克，花生仁、红枣各 30 克，冰糖 5 克。

做法

1. 大米洗净后用水浸泡 30 分钟；山药去皮，切块；花生仁洗净；红枣洗净，去核。

2. 锅内加适量清水烧开，加入大米和花生仁，大火煮开后转小火。

3. 待粥快熟时，倒入山药块、红枣继续熬煮至米烂粥熟，加冰糖小火煮 5 分钟，至冰糖化开即可。

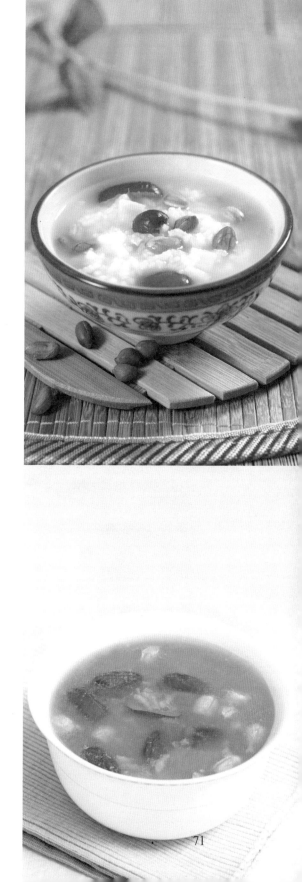

红豆花生红枣粥 （滋阴补血）

材料　大米、红豆、花生仁各 50 克，红枣 15 克，红糖 10 克。

做法

1. 红豆、花生仁分别洗净，浸泡 2 个小时；红枣洗净，去核；大米洗净，浸泡 30 分钟。

2. 锅置火上，加适量清水烧沸，放红豆、花生仁、红枣大火煮沸，加大米，用小火慢熬至粥成，加红糖即可。

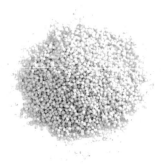

小米
味甘、咸，性凉，入肾、脾、胃经

健脾和胃、补益虚损、和胃安眠。

小米又名粟，小米的芽和麦芽一样，含有大量的酶，是一味中药，有健胃消食的作用。小米还具有滋阴养血的功能，可以使产妇虚寒的体质得到调养，帮助恢复体力。因此，小米一直被视为产妇的滋补佳品。

食物妙用

小米以煮粥吃最好。小米粥熬好以后放置一会儿，粥的最上层会凝聚一层膜状物，这就是"米油"，它有保护胃黏膜、防治十二指肠溃疡的作用。

另外，煮制小米粥时，不宜太稀薄，以免影响口感及营养。

食用提醒

尽管小米熬粥是非常好的做法，但本着营养均衡、全面的原则，五谷要杂吃，可向小米粥中加入诸如土豆、红薯、红枣、莲子、百合等食材一同熬制，均衡其营养。

不宜人群

小米性凉，素体虚寒、小便清长者不宜多食。

女人看过来

一碗小米粥补元气

小米能补元气，早晨喝点小米粥对身体很补。《黄帝内经》中说，人久病之后，不能随意地多吃，也不能吃肉，因为这有可能引发后遗症，或使旧病复发，只要稍稍地吃点粥就好了。体虚的病人，可用汤匙撇出小米粥上层的精华——米油，空腹喝下，有很好的养脾胃作用，每天早晚均可服用。

鸡蛋红糖小米粥 温补身体

材料 小米100克，鸡蛋2个，红糖10克。

做法

1. 小米清洗干净，鸡蛋打散。
2. 锅中加适量清水烧开，加小米大火煮沸，转小火熬煮，待粥烂，加鸡蛋液搅匀，稍煮，加红糖搅拌即可。

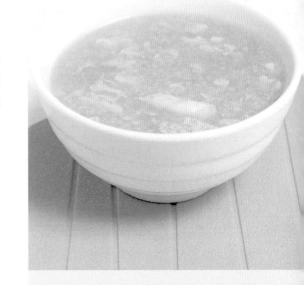

荷香小米蒸红薯 健脾和胃

材料 小米80克，红薯250克，荷叶1张。

做法

1. 红薯去皮，洗净，切条；小米洗净，浸泡1个小时，捞出；荷叶洗净，铺在蒸屉上。
2. 将红薯条在小米中滚一下，沾满小米，排入蒸笼中，盖上蒸盖，蒸笼上汽后，蒸30分钟即可。

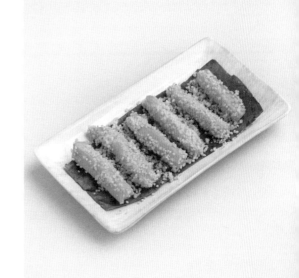

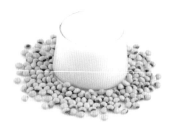

豆浆

味甘，性平，入胃、肺经

主要功效

健脾益气、宽中下气、利大肠、补虚润燥、通便解毒、清肺化痰。

现代医学研究认为，女性青春的流逝与雌激素的减少密切相关，而鲜豆浆中含有植物雌激素黄豆苷原、豆蛋白、异黄酮、卵磷脂等物质，不仅对乳腺癌、子宫癌等有一定的预防作用，还是一种天然的雌激素补充剂。女性每天喝300~500毫升鲜豆浆，能起到调节内分泌的作用，延缓皮肤衰老，养颜美容。

食物妙用

将豆浆彻底煮熟后喝。豆浆适合与淀粉类的食物搭配食用，比如，馒头、包子、面包、面条等。因为豆浆含有丰富的蛋白质，而蛋白质在淀粉的作用下，能与胃液充分发生酶解作用，使人体更容易吸收其中的养分。

食用提醒

豆类中含有抑制剂、皂角素和外源凝集素，这些物质对人体都不好。对付它们的最好方法就是将豆浆煮熟，长期食用豆浆的人不要忘记补充微量元素锌。

为了控制血糖浓度，减少热量摄入，不在豆浆中加糖是有利健康的。另外，每次不要过量饮豆浆。

不宜人群

患有严重肾脏疾病的人忌喝豆浆；肾脏疾病及痛风、消化性溃疡、胃炎的病人，应少喝豆浆。

女人看过来

一部豆浆机，自己补气血

家里的黄豆、黑豆、红豆、绿豆，还有小米、黑米、大米、薏米、燕麦，以及红枣、花生、枸杞子、桂圆等，这些食材统统能让人补充气血。每天打一壶豆浆或米糊，各种豆类和米任意搭配，加点红糖或蜂蜜调调口味，就可以很好地补充气血。

桂圆红豆豆浆 补养心血

材料 红小豆 50 克，桂圆肉 30 克。

做法

1. 红小豆淘洗干净，用清水浸泡 4~6
   个小时；桂圆肉切碎。

2. 将红小豆和桂圆肉倒入全自动豆浆
   机中，加水至上、下水位线之间，
   煮至豆浆机提示豆浆做好，过滤后
   倒入杯中即可。

补养肝肾

小米百合葡萄干豆浆

材料 黄豆 50 克，小米 30 克，鲜百
合、葡萄干各 15 克。

做法

1. 黄豆用清水浸泡 10~12 个小时，
   洗净；小米淘洗干净，用清水浸泡
   2 个小时；百合择洗干净，分瓣。

2. 将材料中所有食材一同倒入全自动
   豆浆机中，加水至上、下水位线之
   间，煮至豆浆机提示豆浆做好，过
   滤后倒入杯中即可。

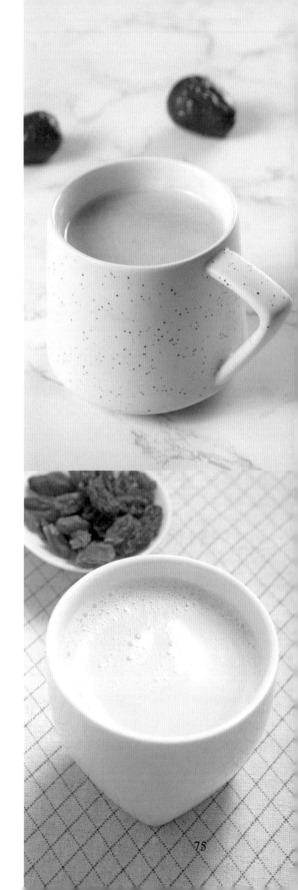

对症饮食，摆脱易寒体质

脾胃虚寒怎么吃

中医认为，脾胃是气血生化之源。一个女性朋友若长期脾胃虚寒，就会导致阳气无法传送到四肢的末端，那么就会出现手足冰凉、面色发黄、不思饮食、消化不良等症状。脾胃虚寒，也就是中医所说的脾阳虚衰，这时一定要温补脾胃，提升阳气。

脾胃虚寒的表现

胃腹胀痛，喜热敷、喜按压，食欲不好。

肠鸣嗳气，大便稀薄，小便清长。

面色苍白无光泽，形体消瘦，少气懒言，四肢不温，口流清水。

饮食上做到"两多一少"

多吃些健脾升阳的食物，如山药、红枣、生姜、洋葱、桂圆、红糖、牛肉、羊肉等。

适当吃一些温热性质的水果及坚果，如荔枝、桃、樱桃、椰子、榴梿、杏、核桃、板栗、杏仁。

切勿贪食生冷，要少喝凉水、少吃冷饮、少吃凉性食物和海鲜。

巧加调料去寒

脾胃虚寒的人适量吃点香菜，可起到温胃散寒、助消化、缓解胃痛的作用。在煮粥时放入消食理气的橘皮、温胃散寒的生姜，在即将出锅时撒入香菜末，做成香菜粥来喝。

> **祛胃寒小妙招**
>
> 胃胀、胃痛伴有胃怕凉者，多属于脾胃虚寒，可用艾灸肚脐，每天 5~10 分钟。

萝卜羊排汤 （补虚暖胃）

材料　羊排骨 250 克，白萝卜 150 克，
　　　　盐 5 克，姜片、葱段各 10 克，
　　　　料酒 15 克，葱花、香菜少许。

做法

1. 羊排骨洗净，剁成大块，沸水焯
　烫，捞出，用温水冲净备用；白萝
　卜去皮洗净，切厚片。

2. 煲锅中倒适量清水，放羊排骨、葱
　段、姜片、料酒大火煮沸后改小火
　炖 1 个小时，再加白萝卜片继续炖
　煮约 30 分钟，撒上葱花、香菜，
　加盐调味即可。

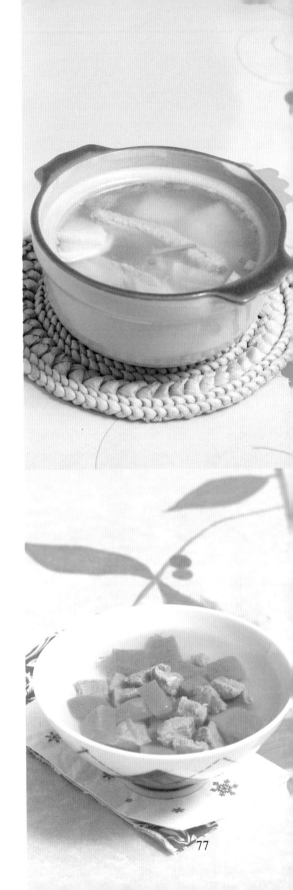

南瓜牛肉汤 （强筋壮骨）

材料　南瓜块 500 克，牛肉 250 克，
　　　　盐适量。

做法

1. 牛肉去筋膜，洗净切成 2 厘米左
　右的方块，放入沸水中焯变色后捞
　出，洗去血沫备用。

2. 在砂锅内放入 1000 克左右的清水，
　用大火煮开以后，放入牛肉和南
　瓜，煮沸，转小火煲约 2 个小时，
　用盐调味即可。

肾阳不足怎么吃

中医认为，"肾阳"是肾脏生理功能的动力，也是人体热能的源泉。当女性肾阳不足时，就会出现手足冰凉、怕冷、神疲气短、夜尿多等症状。

肾阳不足的表现

阳虚则寒，怕冷是肾阳虚的典型症状，腰膝冷痛酸软，四肢发冷、畏寒，尤其是腰以下发凉，平时总比别人多穿两件衣服。

夜尿频多，小便清长、失禁或不利，月经不调，性冷淡或不孕。

腿肿，脚肿。

面色青白，头晕耳鸣，疲倦乏力，舌苔发黑。

饮食上做到"两多一忌"

可多吃羊肉、牛肉、鸡肉、韭菜、泥鳅、虾等。

多吃温补肾阳的天然中草药，如附子、肉桂、桑寄生、鹿茸、淫羊藿、肉苁蓉、巴戟天等食材。

忌吃生冷、冰冻、性寒等易伤阳气的食品。

补肾阳小偏方

韭菜籽 10 克，大米 100 克，细盐少许。先将韭菜籽择净，研为细末备用。再将大米淘净，加清水适量煮粥，待熟时，调入研细的韭菜籽、细盐等，煮为稀粥服食，每日 1 剂。可补肾助阳，固精止遗，健脾暖胃。适用于脾肾阳虚所致的腹中冷痛，泄泻或便秘，女子白带过多、腰膝酸冷、月经痛、崩漏不止等。

补肾阳中成药

肾阳不足的患者可采用补肾助阳、温中散寒的方法进行治疗。可遵医嘱服用龟龄集、金匮肾气丸、右归丸、附子理中丸等中成药。

杜仲茶 （补肝强筋）

材料　杜仲叶 12 克，红茶 3 克。

做法

将杜仲叶切碎，与茶叶一同用沸水冲泡 10 分钟，饮用茶水即可。

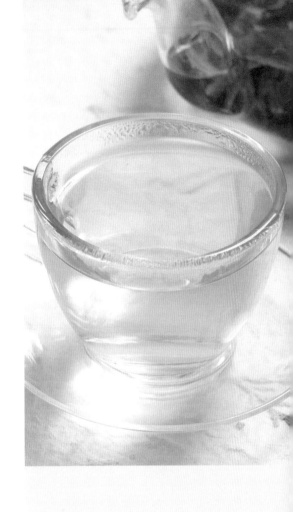

核桃紫米粥 （补肾暖胃）

材料　紫米 40 克，核桃仁 25 克，大米 30 克，冰糖 5 克。

做法

1. 紫米洗净后用水浸泡 4 个小时；大米洗净，用水浸泡 30 分钟；核桃仁洗净后，用刀压碎。

2. 锅内加适量清水烧开，加入紫米、大米，大火煮开后转小火煮 40 分钟后，放入核桃仁碎继续熬煮，粥将熟时加冰糖煮 5 分钟，至冰糖化开即可。

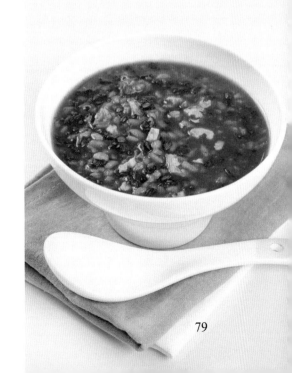

血虚寒凝怎么吃

　　血虚寒凝的人常因气血虚弱，无力将血液传送至四肢末端而出现手足冰凉。正所谓阳虚则血滞寒凝。此类患者多为月经失调的妇女。中国传统医学认为，血虚证多见于肝、心疾患。因此，补血养肝和补血养心应为血虚体质者的主要滋补方法。但是，气虚可导致生血不足，所以在补血的同时应补气，方可奏效。因此，血虚体质者应注意摄入高铁、高蛋白和高维生素的饮食。

血虚寒凝的表现

面色苍白、舌淡瘀紫；

手足冰凉，头晕；

肢麻体痛；

月经量少、色暗。

饮食上多吃六类食物

多吃补血类食物，如鸭血、桂圆、葡萄、红枣、菠菜、榛子、花生、黄豆、猪肝、羊肝、鸡肝、红糖等。

多吃含铁量较多的食物，如黑鲤鱼、黑木耳、海带、紫菜、黑芝麻等。

可选用高蛋白食物，如各种豆制品及蛋类、带鱼、黄花鱼、鱿鱼、海参、虾、猪肉、牛奶、兔肉、蘑菇等。

多吃富含维生素 A 的食物，如胡萝卜、海蟹、牛肝、鸭蛋、甘薯、西葫芦、卷心菜、芦笋等。

多吃富含维生素 C 的食物，如绿叶蔬菜、柑橘等水果含有丰富的维生素 C。

搭配活血补血类中药，如当归、熟地黄、阿胶、何首乌、白芍、枸杞子、鸡血藤、柏子仁等。

> **补血通脉中成药**
>
> 　　血虚寒凝的女性可采用养血散寒、温经通脉的方法进行治疗，可遵医嘱服用当归四逆丸、当归补血丸等中成药。

桂圆当归茶 **补益心脾**

材料 桂圆肉 10 克，当归 5 克。

做法

将桂圆肉、当归一起放入杯中，冲入沸水，盖盖子闷泡约 15 分钟后饮用。

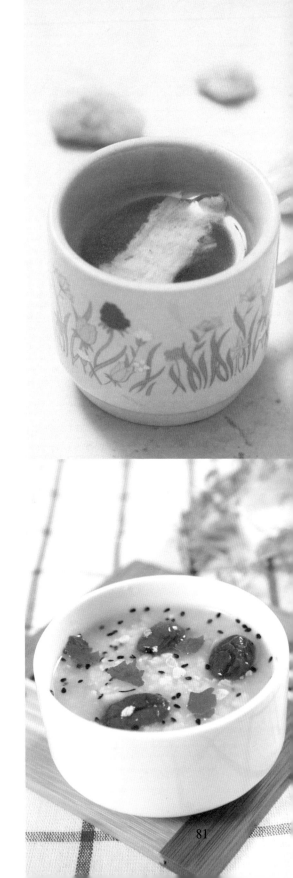

玫瑰燕麦粥 **化瘀排毒**

材料 燕麦、大米各 50 克，玫瑰花、熟黑芝麻各 5 克，红枣 5 枚。

做法

1. 大米洗净，浸泡 30 分钟；燕麦洗净，浸泡 4 个小时；红枣洗净，去核。

2. 把玫瑰花倒进锅里（留几片花瓣装饰用），加适量水煮 3 分钟，等到花瓣发白，用漏勺去除玫瑰，留玫瑰水。

3. 锅内加玫瑰水烧开，加入大米、燕麦、红枣，大火煮开后转小火。

4. 煮约 40 分钟，至米粒软烂，盛出装碗，撒熟黑芝麻和花瓣即可。

寒湿重怎么吃

寒湿为阴邪，伤人体阳气。寒湿重的人多阳气不足，经络不通。湿寒病多见于现代医学的慢性咽炎、颈椎综合病、肺炎、胸间积液病、冠心病、湿寒造成的多种胃病、肝病、肾病、风湿性关节炎、骨质疏松症、坐骨神经痛等。

寒湿重的表现

头部昏蒙、咽郁塞堵、颈肩强硬、咳嗽痰多、呕逆食少、胸闷气短等上焦病变。

舌苔发白、腹胀呕逆、食少纳差、肠鸣泄泻等中焦病变。

水肿身重、尿少身冷，表现为肾性水肿、肾炎、肾综合征等下焦病变。

关节疼痛沉重或拘挛麻痹，疼痛的部位越多，时间越长，代表体内寒湿越重。

寒湿重宜吃什么

寒湿重可多吃木瓜。木瓜性温，入肝经，肝是主筋的。木瓜有祛风、祛湿除痹、活筋络的功效，可用于风湿痹痛、筋脉拘挛。临床上，常用木瓜治疗湿疹、手脚痉挛疼痛。

适当吃些具有健脾除湿作用的食物，如扁豆、绿豆、赤小豆、薏米、山药、芡实、莲子等。

脾肾阳虚之人，可用温肾健脾的中药助阳调补，如干姜、白术、茯苓、肉桂等。

寒湿重忌吃什么

寒湿重的人忌食芹菜、生黄瓜、柿子、柿饼、西瓜、螃蟹、田螺、蚌肉等生冷性凉的食物，更不可贪吃冷食冷饮。

蜜枣白菜羊肉汤 暖补气血

材料 羊肉300克，白菜100克，蜜枣、杏仁各5克，香菜段、盐各适量。

做法

1. 羊肉洗净，切块，焯水；白菜洗净，切片；蜜枣、杏仁分别洗净。

2. 羊肉块、白菜片、蜜枣、杏仁放入锅中，加入适量清水，大火煮沸后转小火煲2个小时，调入盐，撒上香菜段即可。

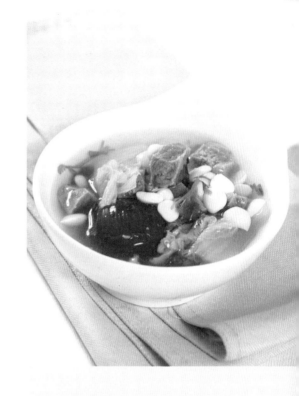

暖胃养生粥 健脾暖胃，祛寒

材料 小米50克，黑米、薏米各30克，赤小豆、黑豆各20克，砂仁5克，红枣5枚，枸杞子、桂圆肉各10克，红糖适量。

做法

1. 小米、黑米、薏米、赤小豆、黑豆洗净后，用清水浸泡1个小时；红枣、枸杞子、桂圆肉、砂仁洗净后，用温水浸泡10分钟。

2. 锅内清水烧开，加入"材料"中的米类和豆类煮沸，转小火熬煮30分钟。加入红枣、桂圆肉、砂仁继续熬煮20分钟。加入红糖、枸杞子继续煮至粥汁浓稠。

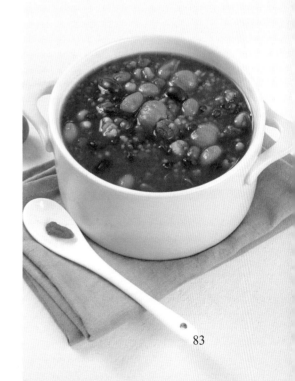

热养有招，
女人的问题
女人解决

☑ 食物营养学
☑ 养生运动
☑ 中医小课堂
☑ 健康小常识

扫码获取

温水防妇科病

做家务最好多用温水

做家务最好多用温水。有数据显示，温水是冷水清洁和杀菌效果的五倍，不仅舒适，还能预防关节炎和妇科病。老人们普遍都有勤俭节约的习惯，即使到了冬天，洗碗、洗菜时，怕费电、费水而不肯用温水洗涤，宁可用冷水。事实上，无论从老人自身健康，还是生活中洗碗洗菜的需要方面来看，使用温水都是必要的。

温水做家务，卫生

从饮食卫生、健康角度来看，用温水洗菜洗碗有着诸多的好处。首先，温水洗碗更能彻底清除餐具上的污垢；其次，如果用冷水洗碗，势必会使用更多洗洁精，既有洗洁精残余影响健康之嫌，也对环境保护不利。洗水果、蔬菜也是温水才好，因为温水比凉水更容易去除果蔬表面的农药残留。不要怕温度太高的水会破坏果蔬中的营养物质，只要水是温热而不烫的就可以放心洗涤。

如果每天用冷水做家务，不但会加重老年女性的畏寒症状，甚至会导致风湿等严重疾病。

经期不宜涉冷

　　女性在月经期免疫力下降、易着凉，较为虚弱。因此，经期应注意保暖，避免过度疲劳。如果受到过强或突然的冷刺激，子宫及盆腔内血管将过度收缩，影响盆腔血液循环，有可能引起经血减少或突然停止，甚至可诱发痛经。所以，经期勿淋雨、涉水作业、游泳、洗冷水澡等。

经期体温的变化

　　女性的体温会受雌激素水平的影响，因为雌激素能够扩张血管。女性在月经周期开始时，雌激素水平很高，血管扩张，血液循环随之扩张到全身皮肤的末梢，这时身上就比较温暖。因为女性在排卵以后，由于孕激素的分泌，体温会上升 0.3℃ ~ 0.5℃（称双向型体温），并持续 12 ~ 14 天，然后一直下降到下次月经。如无排卵，体温不上升，整个周期间呈现低平体温，称单向型体温。

月经期间哪些事情不能做

　　月经期间有哪些事情不能做，除我们已熟知的不宜过性生活、不宜穿紧身衣裤外，还有一些小细节常被忽视。如不宜受冷，否则会影响盆腔的血液循环，引起经血减少或月经突然停止，甚至痛经。因此，经期应避免受寒、涉水、淋雨及洗冷水澡。

　　　　　　女人看过来

经期卫生怎么做

　　经期以淋浴或擦浴为主。应保持外阴部的清洁卫生，每晚可用温开水冲洗外阴，洗时注意不要让污水进入阴道内。大小便后用卫生纸从前向后揩拭，以防污染内、外生殖器，要选用柔软、色淡、无菌的卫生巾。

尽量不穿低腰裤。

禁止盆浴及游泳，也不要用冷水冲脚，否则可引起月经不调、闭经。

不宜太劳累，但要适当活动，以促进血液循环，使月经通畅。

不宜捶腰背部。捶打可使盆腔进一步充血，血流加快，引起月经过多或经期过长。

不宜唱歌。女性在月经期间，由于体内性激素水平变化，声带毛细血管充血，呈现轻度水肿，血管壁也比平时脆弱。这时如果过多唱歌、大声讲话，会使声带过度疲劳，毛细血管发生破裂，造成声带出血和声音嘶哑。

经期不该多吃的食物

不吃生冷的食物，生冷食物可引起经血凝滞，导致痛经或经期延长。

少吃一些属性偏凉的食物，例如，冰品、茄子、苦瓜、冬瓜、黄瓜、蟹、田螺、海带、竹笋、梨子、柿子、柚子、西瓜、猕猴桃、香蕉、哈密瓜等。

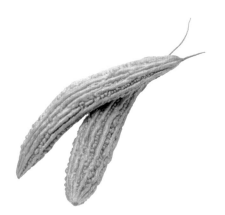

避免食用辛辣及有强烈刺激性的辛热食品，如芥末、辣椒、花椒、胡椒、油炸物等。因为辛辣刺激之物可引起痛经、经量增多。

经期应少吃苦瓜等性寒之物。

不喝浓茶、咖啡等。

经期应该多吃的食物

经期内应多吃黑木耳、黑芝麻、花生、南瓜、胡萝卜、鸡蛋、鸡肉、鲫鱼、核桃、荔枝、桂圆、苹果、樱桃、葡萄、红枣等。

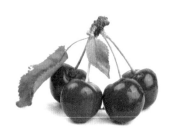

经后可以补血

经后需要多补充含蛋白质及铁、钙、钾、镁的食物，如肉、蛋、奶及动物肝脏等。有失血较多情形的女性，可多吃紫菜、菠菜、蜜枣、红菜苔、葡萄干、黑豆等食物来补血。

	紫菜（干）	黑豆
铁 /mg	54.9	7
钾 /mg	1796	1377
钙 /mg	264	224
镁 /mg	105	243

以上数据均为每 100 克食材可食部分所含的无机盐量。

月经失调用食补

如果是月经迟来、量少，腹痛，怕冷，拉肚子，平日要忌吃生冷食物，多吃红枣莲子汤来补血。

如果是月经过多、口干舌燥、头痛、失眠，平日要少吃辛辣、上火的食物，多吃黑木耳、绿豆、百合、菊花茶等清凉食物以改善体质。

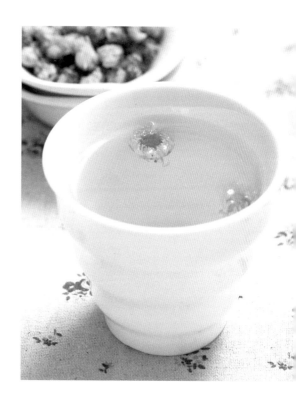

祛寒小妙招

如果在经期内，不小心吃了冰冷的食物，或是忍不住吃了冰激凌，可以多喝红糖生姜水来平衡体内的血液循环，促使血流通畅。

暖体护子宫

中医常说"暖宫孕子"，健康、"幸孕"的小肚子都是暖暖的。女人的生殖系统"最怕冷"，下半身受凉，会导致女性宫寒，除了手脚冰凉、痛经外，还会造成性冷淡。宫寒造成的瘀血，会导致白带增多，阴道内卫生环境下降，从而引发盆腔炎、子宫内膜异位症等，严重的会引起不孕。

低温是妇科疾病的罪魁祸首

女人身体受寒，易导致月经失调，并产生痛经、腰痛等症状。女性在月经来前4天左右，因为雌激素分泌量急剧减少，从而影响自主神经，使血管收缩，血液循环受阻，所以容易畏寒。受寒会导致女性排卵障碍，使月经失调，从而引发各种妇科疾病。

寒凝血瘀易致妇科病

俗话说："男怕伤精，女怕伤血。"中医认为"妇人以血为本"，女性的月经、白带、怀孕、生产、哺乳一直到绝经，都离不开大量血的支持。中医理论认为，"温则通，寒则凝"，血得温而行，得寒则凝。寒冷会导致血液瘀滞，而阴血需要流动才能起到滋养、濡润的作用，一旦停滞，如同地上积的脏水坑、冻成的冰块，就可能形成结节、包块、肿物，不畅则少，不通则闭，不通而痛。经前明显的乳房胀痛、闭经、痛经及月经不调，都是经脉不畅、气血逆乱的典型表现。

难怪，中医认为妇科病多与血相关，且多为寒证。大凡人体之血"贵在流通"，流通则盛，瘀则为病，女性更是如此。所以对女人来说，保持血的充盛和畅通，是预防妇科病的重中之重，而要想血液畅通，就得从下半身的保暖做起。

一番激情后，难免会出一身汗。有些人习惯敞一会儿，以散发掉热气。殊不知，此时若不及时穿衣服，尤其是不注重保暖腹部，极易诱发一些疾病。

腹为阴海，女人养阴必暖腹

中医认为，腹部是"五脏六腑之宫城，阴阳气血之发源"。腹部内有肝、胆、脾、胃、肾、小肠、大肠、膀胱等脏腑，并为足少阴肾经、足厥阴肝经、足太阴脾经、足阳明胃经、阴维脉、阴跷脉、任脉、冲脉、带脉等经脉循行之处。因此，腹部为全身经脉走循最多、穴位分布极密的部分。

由于手足三阴经及任脉都循行于腹，故腹部为阴脉之海，掌握阴气的盛衰。腹部十二募穴内通五脏六腑，特别是腹部还有神阙（肚脐中央）、气海（脐下 1.5 寸）、关元（脐下 3 寸）等要穴，是调养脾胃、肾气及冲任之气的要地。而脾胃、肾气及冲任之气，主管女人的气血问题及月经、生育等。

女人为阴，养阴须养好腹部。激情后如果不及时给腹部保暖，女性易出现宫寒，除了手脚冰凉、月经不调、痛经外，还会造成性冷淡。另外，宫寒造成的瘀血，可能会使白带增多，从而诱发盆腔炎、子宫内膜异位症等妇科病。

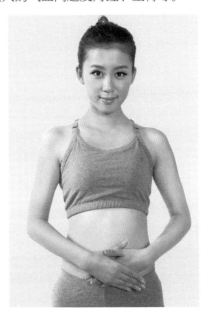

按摩腹部祛寒

在日常生活中，可以通过按摩腹部提高自身的祛寒能力。每次按摩，以腹部感到微微发热为宜。

女性宫寒怎么办

女性朋友在看中医的时候，常会听到"宫寒"这个词。顾名思义，所谓宫寒，就是"子宫寒冷"的意思。但中医所说的宫寒并不是说子宫内的温度低，而是指子宫、卵巢等多种生殖器官的功能处于一种相对低下的状态。女性宫寒了，不仅会引发痛经、月经推迟、色斑等疾病，甚至可能引起不孕。据说一代美女赵飞燕得宠数十年而不孕，就是宫寒的缘故。

这些寒证症状你有吗

1. 经常气色很差、精力不济，痛经、小腹部有冰冷的感觉。

2. 白带多且清稀，闻起来有股腥味。

3. 经期不是提前就是滞后，而且量少、颜色偏暗。

4. 照镜子，发现自己的舌苔白且水滑。怕冷，经常腰膝酸冷、手脚冰凉。

5. 面色暗黑或苍白无华，性趣不高，备孕好久都没动静。

你是否有以上症状中的大多数？如果是，那么你很可能属于通常所说的"宫寒女"。

哪些女性更易患"宫寒"

平日里就怕冷，手脚容易发凉的女性。

特别爱吃冷饮和甜食的女性。

贪图凉快，常处于空调环境中的女性。

在冬天也着装单薄的女性。

快速减肥的女性。健康的减肥应循序渐进，如果迅速瘦身，身体在短时间内会丢失大量能量，寒邪很容易乘虚而入，攻击子宫。

患了"宫寒"应怎么调养

 饮食得当

避免吃生冷食物。

平时最好少吃寒凉的食物。阳气是温热之气，凡属性质寒凉的食物，均会导致人体阳气的损伤。

属于寒凉的食物有

冰激凌、绿茶、冰镇啤酒与饮料；

螃蟹、蛤蜊、生蚝等海鲜；

西瓜、梨、柿子、香蕉等水果；

苦瓜、黄瓜、百合、藕、莴笋、白萝卜、白菜等蔬菜；

绿豆、荞麦等杂粮。

多吃阳性温补的食物，以温阳暖宫

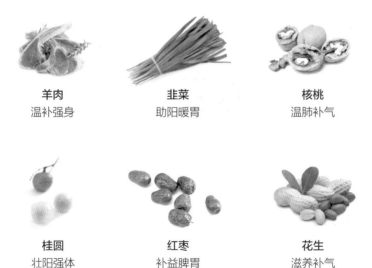

羊肉
温补强身

韭菜
助阳暖胃

核桃
温肺补气

桂圆
壮阳强体

红枣
补益脾胃

花生
滋养补气

黑色食物可入肾，应多吃黑色食物，以提升体内的阳气

黑米
滋阴补肾

黑豆
补肾强身

黑枣
补肾养胃

黑木耳
补气活血

黑芝麻
滋养肝肾

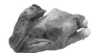

乌鸡
滋阴补血

 中药调理

当归
补血调经

阿胶
补血止血

鹿茸
养血益阳

艾叶
温经散寒

丁香
温肾助阳

肉桂
补火助阳

专家答疑

Q：宫寒引起痛经，怎么办？
A：如果宫寒引起痛经，可用棉签蘸一些酒精进行耳道按摩，直至有温热涨感为止，可达到缓解痛经的目的。

3 做到防寒保暖

夏天待在有空调的室内一定要注意保暖，上衣尽量穿长一点的，护住腰腹。外出时，不要坐在地上或石椅上，以免受寒。特别是在寒冷的冬季，"美丽冻人"是要不得的。

祛寒小偏方

姜醋蛋、醪糟酒对辅助治疗宫寒疗效较好，宫寒女性可以常吃。受凉的女性，也可以在房事后饮用一杯姜糖水，祛寒暖体。

4 多参加运动

"宫寒"的人还应适当加强运动，一般来说，宫寒的人偏于安静沉稳。中医认为"动则生阳"，寒性体质者需要通过运动来增加阳气，尤其要参加有氧运动，如快走、游泳、慢跑等。运动中和运动结束后也要注意保暖，特别是出汗后，毛孔张开，寒邪很容易乘虚而入。

每天快步走 30 分钟，子宫血液循环速度可提高 10%。

每周游泳 2 个小时，可使宫缩能力提高 10% 以上。宫缩能力提高了，就能保持子宫内温度。

每周做 3~4 次"暖宫操"。

练习暖宫操

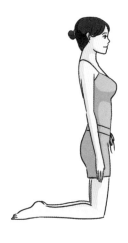

1 双膝自然分开，跪在垫子上，挺直腰部。

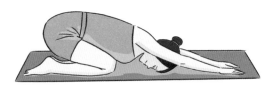

2 向前弯腰，让胸部尽量接近垫面，保持5分钟。

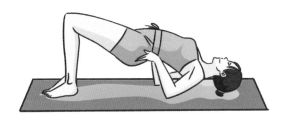

3 接着平躺在垫子上，做收腹提臀运动，臀部在空中尽量保持3~5分钟，感觉子宫随身体一起收缩。

⑤ 自我按摩穴位

可经常按摩涌泉穴，对固护阳气、预防宫寒大有益处。除此之外，每隔3~5天，用刮痧板刮拭腰骶部、腹部至发红发热，也是治疗宫寒的好办法。

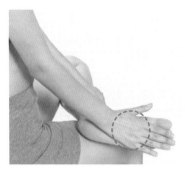
按摩涌泉穴

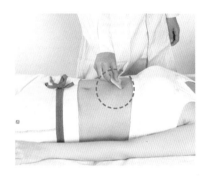
刮拭腹部

⑥ 艾条温灸法

还可以采用艾条温灸的方法。一般选取四个穴位：位于肚脐窝正中的神阙穴；肚脐正中直下1.5寸处的气海穴；第4腰椎棘突下凹陷中，后正中线上的腰阳关穴；肚脐正中直下3寸处的关元穴。每天用艾条熏30分钟，可以起到很好的效果。

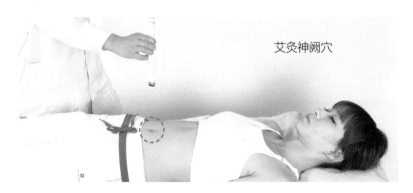
艾灸神阙穴

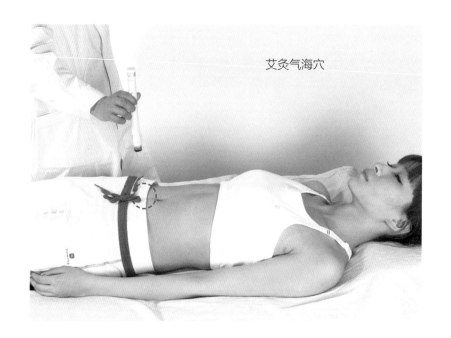

艾灸气海穴

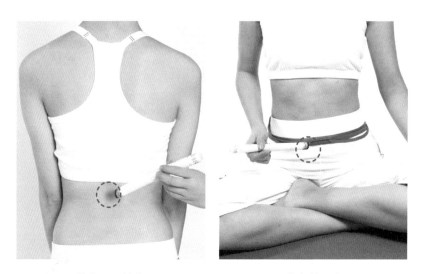

艾灸腰阳关穴　　　　　　　　　　艾灸关元穴

暖宫散寒饮食推荐

当归生姜羊肉汤 温中散寒

材料　羊肉500克，当归20克，姜片30克，盐3克，香油5克。

做法

1. 羊肉洗净，切小块，用沸水焯烫去血水；当归洗净，包入纱布袋中。

2. 砂锅放入羊肉、当归、姜片后置于火上，倒入没过锅中食材的清水，大火煮开后转小火煮至羊肉烂熟，取出当归，加盐调味，淋入香油即可食用。

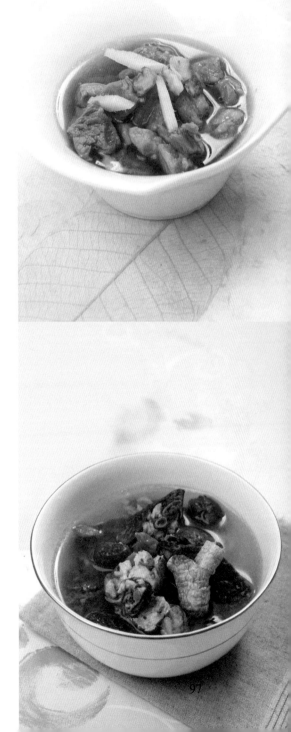

乌鸡红枣参汤 暖宫散寒

材料　乌鸡半只或半斤（1人份），去核红枣5枚，西洋参12~15克，枸杞子、料酒、盐各适量。

做法

将乌鸡去皮过水去油，然后加入红枣、西洋参、料酒、枸杞子、盐一起炖汤喝。

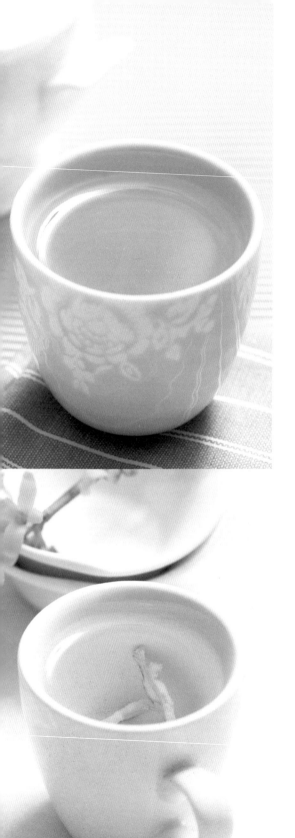

益母草生姜茶 经期呵护

材料 益母草干品 15 克，生姜 20 克。

做法

1. 益母草干品、生姜用流动的自来水冲净。

2. 将益母草干品、生姜一起放入砂锅中，倒入适量清水，大火烧开后转小火煎煮约 20 分钟，滤取汤汁，温热饮用。

当归茶 调经止痛

材料 当归片 6 克。

做法

1. 当归用流动的自来水冲净。

2. 将当归放入保温杯中，冲入沸水，盖上盖子闷泡约 15 分钟后饮用。

四季热养，受益一生

☑ 食物营养学
☑ 养生运动
☑ 中医小课堂
☑ 健康小常识
🖱 扫码获取

春天要防风

春天当防风邪

风为春天的主令，所以一年四季中，春季预防风邪尤为重要。因为随着气候逐渐转暖，人体皮肤及毛孔开泄，腠理变得疏松，很容易让风邪"钻空子"。《黄帝内经》里记载"风者，百病之长也"，说明在众多引起疾病的外感因素中，风邪是主要致病因素。

春发百病皆由风

春天乍暖还寒，气候变幻莫测。风既能加快空气与皮肤的热量交换，使体内热量过多散失，让人感觉寒冷；又能降低空气湿度，带走人体体表的水分，使人不时有干燥之感。所有这些，都将造成人体的抗病能力下降，致使诸多病原微生物乘虚而入。

中医上说"风邪上受，首先犯肺"。风为百病之长，亦为百病之始。风邪最易侵犯呼吸道，引起伤风感冒、支气管炎、流感、肺炎等呼吸系统疾病，有时还可诱发其他疾患，如哮喘、荨麻疹、过敏性紫癜、高血压、心肌梗死、脑中风等。

防风于未然

不可减衣过早或薄衣短裙，要随气候变化而增减衣物，特别应多备几件背心之类的夹衣。

"春捂"有招

春季气温忽升忽降，人体调节功能一时难以适应，就容易发生感冒等呼吸道疾病。适度"春捂"能够避免寒气入侵人体，只有这样，阳气才能不断生发，才会有夏季阳气盛满的状态。阳气具有温养和固卫肢体的能力，"春捂"也能有效地防病保健。

"捂"多久要依体质而定

"捂"多久要依每个人的体质而定，因为每个人耐受冷热的程度都不一样。如果你感到"捂"得咽喉燥热、身体冒汗，那么即便气温已经稍高于15℃，也不必急着减衣。但如果你"捂"得全身出汗，就不妨早点儿换装。

3个部位要重点"春捂"

春天的清晨与夜晚，气温往往较低，外出应多穿些衣服，睡觉盖厚点的被子。女人"春捂"要特别重视对头、脚、颈、手等部位的保暖，慢摘帽子，缓取围巾，晚脱厚袜和手套。此外，以下3个部位要重点"春捂"。

手腕： 手腕处有心经的原穴，即神门穴（腕横纹小指侧端凹陷处）。大家都知道，心主管全身的血脉，通过输送气血来温暖全身。所以手腕部是春捂的关键部位，可用电吹风热吹此部位。

腰眼： 经常用热水袋热敷或艾灸腰眼处的肾俞穴（第二腰椎棘突旁开1.5寸处），可起到温暖肾阳的作用。

肚脐： 中医称肚脐为"神阙穴"（位于脐窝正中），温暖此穴有鼓舞脾胃阳气的功效，可经常热敷此部位。

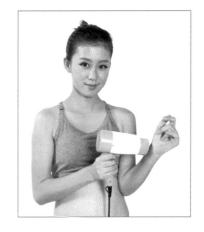

夏季莫贪凉

夏天女性更易"宫寒"

夏季人体阳气虽旺盛，但它是浮散于外的。这时候，人体就像一个大冰箱，外面是热的，里面却是寒的。再加上这个季节女人爱喝冷饮，爱穿露脐装，空调、风扇也几乎整天开着，导致女人在夏天更容易造成"宫寒"，还会落下病根。所以，女人要选择健康的"热养生"度夏。

夏天避开这些冷养方式

大量吃冷食。一到炎炎夏日，为了消暑，人们常吃冷食，尤其是冰激凌、冷饮和冰镇西瓜。很多女人常捧着一个大冰镇西瓜，用来代替晚餐。然而，夏季人体的阳气呈向外扩散的趋势，体内阳气比起其他时期相对不足。这时，如果大量摄入生冷食物，会严重伤害人体的阳气。

休息太贪凉。夏季的晚上，不少人喜欢整夜开着空调睡觉，甚至干脆在地上铺个凉席睡。殊不知，这些行为极易使身体遭受风寒，损伤阳气。夏季人体毛孔张大，人在熟睡时，代谢减慢，体温调节功能下降，这时开空调、睡地板都易使寒邪侵入体内，因此不要一味追求凉快。

夏天学会"热着过"

夏天，女人要顺着阳长的规律，采取以热制热的"热养"法。

养阳要远离寒邪。饮食上尽量少食生冷食物。俗话说："冬吃萝卜夏吃姜，不用医生开处方。"夏天就应该用姜等食物来温中散寒，可以把生姜、红糖一起冲泡后服用，并且不要长时间待在封闭的空调房里，更不可图凉快，用冷水洗头洗脚。

注意保暖避寒

大家经常会碰到这种现象：同样在家中吹空调，女性比男性更易受凉。女性因为其生理特性，热适应比男性差，"寒邪"和"湿气"常会侵扰她们，导致精神萎靡、容易感冒，患腹泻等肠胃道疾病。所以，夏日里，女性要特别注意保暖避寒。

避寒先暖腰腹

腰腹部居于身体的中段，上接头部之阳，下连足部之阴，为人体阴阳转换之枢纽，一旦阴寒入内，会影响全身气血的正常运行。腰腹部的避寒保暖能保护阳气，抵御外邪，预防疾病。对于那些痛经、月经不调的女性来说，腰腹部的保暖尤为重要。所以，即使在有空调的室内也一定要注意保暖，上衣尽量穿长一点儿，以护住腰腹部。晚上睡觉时，用毛巾或毛毯将腹部遮盖住。

防寒措施看过来

在办公室备外套或披肩。在办公室空调房里，不管是穿短裙还是吊带裙，一定要准备外套或者披肩遮盖裸露的肌肤。颈、肩、背、腰、腿、膝盖甚至脚，都不能受凉。

别坐在空调下面。如果座位挪不开，就要多准备一条小丝巾，别让风直吹颈部。

别在办公室午休。睡眠时毛孔舒张，易被寒邪所伤。

去户外走走。在空调房待久了，可以去户外走走，有助于体内寒气发散出来。

减少寒凉之物的伤害

中医认为，夏季是发散之季，夏天阳气由体表向外发散，肠胃等内部器官相对于体表反而寒，更易受到寒凉之物的伤害。而夏季女人们开始积极"消费"各种冷饮，更容易对肠胃造成严重的损伤。为了减少寒凉之物对身体的伤害，女性在饮食上须注意。

冰箱里取出的食物莫急着吃

即便是炎热的夏季，女性也不要吃过多的冷饮、寒性瓜果等寒凉之物，从冰箱里取出的食物，最好在室温下放置一段时间再吃。

先热后凉会巧吃

女性在吃冷食之前最好先吃一些热食"垫底"，以防止冷食直接刺激肠胃。也就是说，先吃热的食物，后吃凉的。如果顺序颠倒，凉气就会被热气顺势下压到子宫，给子宫带来伤害。

再就是，民间有"冬吃萝卜夏吃姜"的说法，生姜性温，有温中散寒的功效，女性在吃凉东西前，也可先用开水冲一杯姜茶喝一下（一杯水用一片姜就可以），操作简单，效果佳，这个防寒之法很不错。

吃凉性食物应配葱姜蒜

生吃食物时最好搭配一些熟食。特别是性寒凉的食物，可以搭配葱、姜、蒜等调料中和寒性。

平时常生吃的果蔬中，就有很多是寒凉性的，如苦瓜、黄瓜、茄子、梨等。而葱、蒜、姜属热性食物，搭配着吃可防止体内寒气加重。如在凉拌苦瓜、黄瓜、茄子时，加点蒜末调味；吃完梨，喝碗红糖姜水，都能减弱寒性。

秋季正确去火防燥

出现上火，不要盲目泻火

中医理论认为，秋季主气为燥，气候干燥缺乏水分，人体易感燥邪而发病。从燥邪的致病特点看，一是燥邪干涩，易伤津液；二是燥邪伤人，多从口鼻入而伤肺，所以秋天心烦口渴、鼻干咽燥、干咳少痰者很多。因此，也使很多人形成错觉，认为自己上火了，自行购买清热泻火的药物。

燥邪有外燥与内燥之分

其实，燥邪有外燥与内燥之分。外燥是因外感燥邪而发，应服用轻宣燥邪之剂，代表药物如杏苏散。内燥则或由热盛伤津，或汗、吐、下后伤津，或素体阴血亏虚等原因引起；多伴有毛发干枯、小便短少、大便干结等症状。应服滋阴润燥药物，如清燥救肺汤或养阴清肺汤之类。

总之，初秋虽然还热，但不要过于贪凉，有病也别一味清热泻火，一定要去医院辨明原因，以免耽误病情。

出现上火，不要盲目泻火

咽喉红肿疼痛是上火的标志，可以适当地吃一些药物泻火，食用一些养阴的食物或中药。但是不要盲目泻火，一些脾胃虚寒的人食入泻火药后会伤到胃。

秋季进补不当也是导致咽干、咽痛等上火的原因之一。初秋不是进补的季节，初秋过后可以适当进补，但是进补不当会引起或加重上火症状，秋天应该掌握清补、润补的原则。"秋燥"轻者可自行调理，缓解秋季干燥的症状，首先要注意补水。秋季宜多喝水、粥、豆浆，多吃萝卜、莲藕、荸荠、梨、蜂蜜等润肺生津、养阴清燥的食物。

秋风凉，当心风湿病

俗话说，"一层秋雨一层凉"，湿冷的秋季会让很多女性面临风湿病的挑战，陷入关节疼痛、肿胀、发僵、发硬的困境。在医院，一到秋冬季，风湿病、类风湿关节炎的患者明显增多。而长期处于潮湿的环境、受凉都是诱发该类疾病的主要因素。所以，秋风凉，女人要当心风湿病，而本身患有风湿病的中老年女性，更要呵护好自己。

预防风湿病，从防范潮湿做起

秋季湿度增大，气压降低，是诱发风湿病并导致关节疼痛症状加重的主要原因，其中湿度的改变起着主要作用。湿度的改变对关节周围组织影响很大，可使关节囊充血，关节神经的敏感性增强。所以，到了秋季，女人平时要常晒太阳，居住的房屋最好向阳、通风、干燥。生活中要防止淋雨和受潮，不穿湿衣、湿鞋、湿袜等；被褥、床垫也应经常洗晒，以保持清洁和干燥；内衣汗湿后应及时更换洗净，并开窗通风换气，以通气去湿，保持室内干燥。

风湿疼痛患者，该怎么做

注意病变部位的保暖，每天可用热毛巾或热水袋热敷 1~2 次，每次 20 分钟（有红肿、疼痛时应遵医嘱）。另外，热水澡或浸泡热浴对舒缓关节肌肉的僵硬感有帮助。

风湿病患者的心肺功能及耐力较差，平时易疲劳，更需要充足的睡眠与休息。在病情许可的情况下，可以适度进行运动，如体操、散步、打太极拳等。

风湿病患者最怕风、冷、潮湿，应避免受凉、受风、受潮。

洗脸洗手宜用温水；晚上洗脚，热水最好浸到踝关节以上。

暖身过好冬

女性冬季暖身术

冬季，衣衫渐厚似乎仍然不能抵御寒风侵袭。其实，衣衫仅能保暖，真正的暖意是由内而外的。严寒到来，女人如何来暖身，这里介绍几种有效的方法。

从饮食做起

人体血液中缺铁会导致怕冷。为此，应从鱼、家禽、瘦肉、蛋黄、芹菜、菠菜、香菇、黑木耳和豆类等富含铁的食物中补充铁元素。另外，牛奶、豆制品、虾皮等富含钙的食物，海带、紫菜、贝壳类等富含碘的食物，经常食用也可增强人体的抗寒能力。

心理也御寒

研究发现，心理压力大，可导致女性血液循环越来越差，甚至手脚冰凉。所以，你也一定会有这种感觉，你觉得天很冷的时候，它就越来越冷，这时需要你放松心情，减轻压力，也就自然不觉得很冷了。

大步疾走抗寒

中医认为"动则生阳"，阳气可以祛寒邪。在大步疾走时要把步幅适度加大，用力走出每一步（每一步都要用脚趾头发力，让全身的肌肉尽可能地参与进来，最好有一种弹起来的感觉），并且有节奏地大幅度摆动手臂，别小看这样的简单动作，其在无形中就增加了运动量，既有助于增强抗寒能力，又有利于减轻体重。建议女性可以利用每天上下班的时间，挑选一段路，疾步走一阵，时间约为 20 分钟。

女性冬季注意养阴护阳

冬天是生机潜伏闭藏的季节，人体的阳气也随着自然界的转化而潜藏于内，容易湿邪入体。因此，冬季尤其应该注重养生，并且冬季养生应顺应自然界闭藏的规律，以敛阴护阳为根本。

早睡晚起养精蓄锐

动植物多以冬眠状态养精蓄锐，女人也应顺应自然界的特点而适当地减少活动，以免扰动阳气，损耗阴精。所以在冬季宜早睡晚起，这有利于阳气的潜藏和阴精的积蓄。《黄帝内经》中有言"早卧晚起，必待日光"，在冬季适当地早睡、晚起，不熬夜，是很有必要的。因为天黑得早，阳气收藏早，早睡可以养阳；天亮得迟，阳气升发也迟，晚起可以固阴精。

冬季以温补为主

冬天气候寒冷，寒为阴邪，易伤肾阳。所以冬季饮食养生的原则就是养阴护阳。而温性的食物有提升阳气的作用，所以冬季适于温补。

冬季可补的温性食物	
肉类	鸡肉、牛肉、羊肉
水产类	海参、虾、鳝鱼、带鱼、鲫鱼、草鱼
干果类	核桃、板栗、杏仁、桂圆、红枣
蔬菜类	韭菜、南瓜
调味品类	辣椒、葱、姜、蒜

从现代医学角度看，以上很多食物都富含蛋白质、脂肪，能为人体提供较多的热量，可御寒、防寒。

除此之外，红薯、糯米、小米、芝麻、莲藕、山药、黑木耳这些食物多属甘润平和之品，能滋养脾胃、温中益气、防燥润肤，也适合在冬季多吃。

食补胜过药补

很多女性在冬天有畏寒的感觉，还有手脚发凉、面色苍白、倦怠乏力、月经不调的表现，很可能是气血两虚，可每日取桂圆肉、枸杞子各 20~30 克泡茶饮，再吃些羊肉、红枣、海带、紫菜，便能很快改善。

若是老人，有少言懒语、头晕眼花、发脱齿摇、腰膝酸软的表现，就是肾阳虚。中医认为，黑食入肾，黑米、黑豆、黑枣、黑芝麻、黑木耳、乌鸡、海参等黑色食物，都有补肾益阳的功效。入冬后，老人不妨多吃一些。

建议女性冬季注意养阴护阳，在进补温性食物的同时，还要多喝莲子粥、枸杞粥、牛奶粥以及八宝粥等，以补阳滋阴、温补血气、润泽脏腑、养颜护肤。

立冬养阳，预防突发病

立冬之后，阴气渐盛，女性应该避寒就温，以保护阳气。

许多人单纯地认为，立冬后就应该穿得很多。其实在北方有供暖的房子里，冬天室温往往偏高。如果衣服穿得太多，室温又过高，皮肤为了散热，汗腺大开，此时出门，室内外温差大，遇冷气来袭，就易外感风寒。因此，立冬过后尽量不要长时间待在室外，室内温度控制在 18~22℃，切忌紧闭门窗，要常开窗换气，保持室内空气新鲜。

对于有慢性病的老年人、患有胃及十二指肠溃疡以及支气管炎、支气管哮喘的人来说，立冬过后暖背尤为重要。像以上这类人，从立冬起要防背寒，最好穿一件贴身棉背心或毛背心，背为人体护阳的屏障，"背不寒，则全身不寒"。

☑食物营养学
☑养生运动
☑中医小课堂
☑健康小常识

扫码获取

冬季阳光对女人益处多

天冷了，人也变得慵懒了，很少出门。不少年轻女性周末喜欢在家睡觉，更不用说经常到外面晒晒太阳了。而阳光，不仅养形、养肤，而且养神。对于养肤来说，日光浴可以促进皮肤的新陈代谢，使皮肤红润健美。对于养神来说，处于光亮中的人看事情正面积极，晒太阳有助于修炼宽广的心胸。久见风日，还可以使人耐寒热，不致发病。

降低患乳腺癌风险

曾有报道认为，居住在赤道附近的女性不易得乳腺癌，这极可能与阳光照射有关。美国科学家通过对 1179 名 55 岁以上的女性进行研究后得出结论：通过晒太阳可促进身体内维生素 D 的合成，从而帮助女性预防乳腺癌。

减少女性患骨质疏松症

骨质疏松症与体内缺乏维生素 D 有关。冬季是骨质疏松症导致骨折的高发期，患骨质疏松症的多为老年人，尤其是过了更年期的女性。而晒太阳能帮助人体合成更多的维生素 D，从而有助于防治骨质疏松症。建议患骨质疏松症的老年女性在冬季每天午后最好出门晒半个小时的太阳。

有效防止女性抑郁

更年期女性、孕妇、产妇都是抑郁症的高发人群，尤其是产后抑郁，危害极大。而阳光属一种电磁波，它犹如一种天然的"兴奋剂"，对改善情绪很有帮助。冬季晒晒温暖的阳光，能有效预防孕妇和产妇的情绪波动，杜绝抑郁症的发生。

提防"寒从膝盖入"，女人要风度也要温度

有些女性喜欢在冬天少穿一些，穿着打底裤搭配小短裙或一条牛仔裤就出门。虽然看起来更加苗条，但是隐患非常大。

膝盖受寒会有哪些隐患

膝盖受寒并不会马上诱发炎症、出现疼痛，但膝关节内的温度长期偏低，影响膝关节软骨、滑膜及滑液功能，就会造成损伤，甚至导致膝关节功能退化。过了中年以后，这些年轻时不注意膝部保暖的人就成了膝关节炎的高发人群。所以，爱美的女性应该注重膝关节的防寒保暖，谨防风寒湿邪入侵。

学会热敷，防止膝盖受寒

热敷具有扩张血管、改善局部血液循环、促进局部代谢的功效，也能缓解肌肉痉挛、松弛神经、改善肌腱柔软度。

热敷分为干热敷和湿热敷。其中干热敷是用热水袋敷于膝盖上，每次20~30分钟，每日1~3次。湿热敷是把毛巾或纱布浸在热水盆内，取出并拧至半干，敷于膝盖上，再盖个棉垫，防止热气流失，每5分钟更换1次，敷20~30分钟，每日可敷1~3次。

跳绳可促进血液循环

跳绳是全身运动，能很好地促进血液循环，让膝关节得到充分的滋养，使其达到健壮的状态。

跳绳时注意手腕做弧形摆动。根据自己的身体状况把握跳绳时间，可以连续跳2分钟，休息1分钟后再跳。

女人看过来

天凉要学会随时给膝盖增温

天凉没有及时加衣服时，要注意随时为膝盖增温。方法很简单，两手掌心各紧按两膝，先一起向左旋揉10次，再同时向右旋揉10次，就可以起到促进皮肤血液循环、提高膝部温度、祛寒的作用。

冬季爱爱，暖和后再开始

冬季天寒地冻，人体需要很多能量来御寒，因此冬季性生活不可过度。另外，性爱的过程中也不要过于急切，而需要准备，等身体暖和后再慢慢享受。

身体暖和再开始

冬季性生活要面临寒冷的"考验"，应做好保暖工作，否则激情过后就可能感冒。冬季人体会调动很多的能量来御寒，而性生活会消耗人较多的能量。因此，在寒冷的冬季，夫妻之间可相互温暖身体，用真情和温情激发对方的"性"趣，让身体暖和了再开始性生活。

夜晚入睡前开始

性生活的时间最好在晚上入睡之前，一旦完成了性活动便可安然入睡，以使体力得到恢复。中医认为，亥时（21:00～23:00）为三焦经当令，这个时机属于阴阳合和的阶段，适合过性生活。三焦通百脉，性生活后美美地睡上一觉，百脉可休养生息，对身体十分有益。

性生活应有节度

女性在冬季更容易出现阴道干燥的现象，因此，在冬季性前戏的时间要比其他季节更长一些，以充分调动激发女性的性欲。

另外，中青年入冬三月应适当控制性频率，因为冬天主肾，肾是主藏的，主要是藏肾气。《黄帝内经》称"冬不藏精，春必病温"，意思是说，在严寒的冬天，本来需要温补肾气，达到生精、秘藏的作用，但在冬天，性生活过度，精液消耗，肾阴虚，免疫要素不足，到了春天，就容易引发温热疾病。

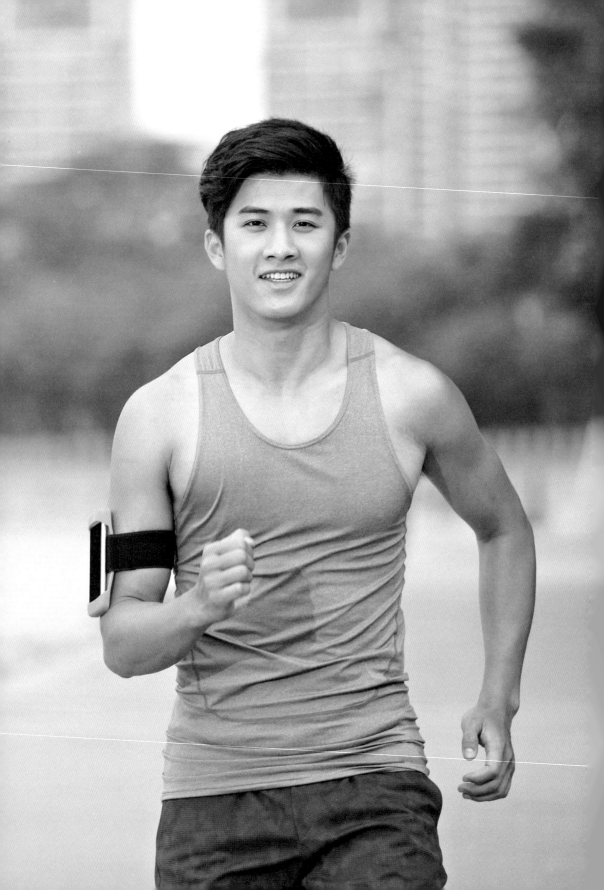

下篇

男人冷养生，
生命力更强

现代男人需要"降降温"

"热"偷走了男人的健康

阴虚内热成为许多男人的体征

现代都市人群因精神压力过大、熬夜以及过食肥甘厚味等诸多原因，造成都市人群体质以内热为多，尤以阴虚内热者更为常见。内热、火旺成为许多都市人的体征，也成为百病之源。

导致阴虚内热的五大元凶

一直以来，人们都以为肾虚只是男人的常见问题。其实，肾虚是一种"文化病"，真正肾虚的男人并不多，相反，阴虚内热的男人逐渐变多。年轻人以内热为多见；老年人则以肝肾阴虚为多见。

导致阴虚内热的五大元凶如下。

 年纪大了

《黄帝内经》中说，"年四十，而阴气自半也"，就是说阴血在生命过程中会自然损耗，人年纪大了阴血亏虚，这是正常现象。人上了年纪，难免有些"肝肾阴虚"。

📖 **扫码获取**

☑ 食物营养学
☑ 养生运动
☑ 中医小课堂
☑ 健康小常识

② 吃得好，动得少

男人是肉食动物，饮食多肥甘厚味，摄入多而运动量少，摄入的没有充分利用，也不能彻底代谢和排出，蓄积体内，则为湿邪。湿邪郁久易化热，热盛久又必伤阴，故易为阴虚湿热。

③ 想得多，睡得少

男人长于抽象思维，好展望未来，再加上现代男人精神压力大，工作忙碌，思虑过度，导致睡眠时间少，睡眠质量差。《黄帝内经》中说，"阴气盛则瞑目"，意思是说睡眠是一个养阴的过程。可现在的男人往往要接近甚至超过午夜才睡，故易伤阴分。

④ 好抽烟喝酒

烟酒是不少男人的"好朋友"，可喝酒、抽烟易引起肺热或者上火，从而伤阴。尤其是白酒，酒是行阳气的，再加上酒的升散，阳气更亢，阴更伤。

⑤ 肝气不舒

肝易郁，任何情志的刺激都可造成肝气的郁而不畅，疏泄失常。肝主疏泄而藏血，肝既调节全身气的运行，同时又藏血，肝气之疏泄功能是以肝肾之阴血充盈为基础的。前面说了，现在肝肾阴虚的人较多，再加上经常愤怒气郁，从而引起肝热；而热反过来又会伤阴，患病或为肝阳上亢，或为肝火上炎，或为肝气横逆。所以，平时养生就要注意调肝，让气机顺畅，这样就能减少内热，也能从一定程度上固护阴气。

怕热大多是阴虚内热造成的

怕热大多是阴虚内热造成的。阴虚内热表现为两颧红赤，双目干涩，形体消瘦，潮热盗汗，手足心热（手心、足心、心口发热），夜热早凉，口燥咽干，口唇皲裂，舌红少苔，经常大便干结，脉细数。

阴虚内热不是某一种特定疾病的症状，常见于不同的疾病当中，如高血压、糖尿病、脑卒中后遗症、失眠、更年期综合征、甲状腺功能亢进症等。

阴虚内热者宜养阴清热，或滋阴降火。

阴虚内热者怎么养

穴位按摩：可选用太溪、照海、阴郄（xì）、复溜、涌泉等具有滋阴降火作用的穴位。

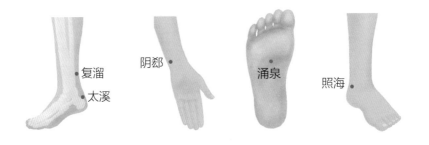

复溜　太溪　阴郄　涌泉　照海

熟地雪梨滋阴益气方

材料 熟地 20 克，梨子 2 个，猪瘦肉 300 克，盐适量。

制法 将熟地洗净，浸泡 10 分钟；梨子去皮去核，切 4 片；猪瘦肉洗净，剁成肉饼状，加适量盐。将肉饼放入蒸碗内，上面放熟地和梨子片，隔水蒸至肉饼熟即可。

功效 可用于气阴两虚、肝肾不足（表现为气短乏力、腰膝酸软、手足心热、白细胞下降等）等症。

十个男人九个爱"上火"

如果你突然发现自己嘴角长了小疱、嘴里起了溃疡、牙龈红肿、咽喉干痛……你自己都会下诊断书，是"上火"了。中医理论认为，人体里本身是有火的，如果没有火，生命就会停止，也就是所谓的生命之火。当然，火也应该保持在一定的范围内，比如体温应在37℃左右，如果火过亢，人就会不舒服，出现红、肿、热、痛、烦等表现。男人体内产热快，在心情烦躁或天气干燥时特别容易上火，所以说，十个男人有九个爱"上火"。

"上火"偏向于年轻小伙子

俗话说："小伙子睡凉炕，全凭火力壮。"中医认为，生命靠一股真火，即阳气来推动，它是人体的热能，也是推动人体各种生理功能的动力，在中医里面称为"少火"。一般来说，年轻人比老年人阳气旺、火力壮，男性比女性火力壮。但如果火过亢，超过正常范围，就变成了"邪火"，会引起红、肿、热、痛等不适，出现"上火"现象。

导致男人爱"上火"的三大原因

通常，人们在上火之前并没有明显的症状。引起上火的原因有很多，除了气候因素外，劳累过度、饮食不当、情绪失调、抽烟喝酒、熬夜等，都会导致体内产生各种"热"的症状，如全身燥热、咽喉干痛、两眼红赤、鼻腔热烘、口唇干裂、烂嘴角、流鼻血、牙痛、严重的口疮等。

都市生活容易导致"上火"的原因主要有三类。

1 饮食不当

如进食煎、炸、熏、烤的食物，过量饮酒，吃太肥腻的食物等。这些东西本身就是热性食物，过量进食会导致身体产生过多"热气"，引起上火。

2 休息不够

中医认为，休息不够会导致体内的阳气浮越而出现"火气"等种种表现，不过这种火气是虚火而非实火。这种情况下，如果盲目服用寒凉的清热解毒类药物，很可能会导致"火气"更加严重。

3 情绪失调

都市生活压力大，尤其是男人。中医有"七情化火"之说，意思就是长期处于忧郁、愤怒、思虑等不良情绪的人，容易出现上火的症状。

学会四招助"灭火"

对于上火，很多人束手无策，其实只要做好自身调养，"灭火"不是件难事。可以试试以下四招。

1 要学会调情志

中医认为，心主血脉、思维、神志，所以要想降火，首先应该调畅情志，才能够心神宁静、思维敏捷。在认知上要从正面看世界，拥有阳光的心态。

从饮食上加以控制

吃一些降火、败火的食物，比如新鲜的蔬菜、水果等，不宜吃辛辣的食物。

 工作上不要太疲劳

要注意劳逸结合，这样符合人正常的生理和心理需求。适当锻炼，早晚散步、游泳都是很好的运动方式，但锻炼不宜过度，以睡一觉能恢复体力为度。

 要多喝水

一般每天应喝水 1500～2000 毫升，但不要短时间大量喝冰水，否则会损伤胃黏膜，影响脾胃功能。此外，还应注意保持口腔卫生，经常漱口。

对症选用中成药"灭火"

内火类型	主要症状	选用中成药
心火	舌尖发红，反复出现口腔溃疡	导赤丹
肺火	不断干咳	羚羊清肺丸
肝火	烦躁易怒，舌边尖发红、双目发红	龙胆泻肝丸
胃火	口臭、牙龈出血、便秘	牛黄清胃丸
肾火	盗汗、烦热、失眠	六味地黄丸

提醒：选用中成药去火的患者，一定不能把中成药当作长期调理用药，一般治疗推荐使用 3～7 天。如果一周以后症状不能缓解，就必须就医。

热养的男人老得快

因为寒冷能使人体温降低，体温低则细胞分裂慢，代谢也慢，气血运行也慢，这样阳气和阴精的损耗就少，所以衰老来得晚，寿命自然长。相反，高温使人体温升高，细胞分裂快，代谢快，气血运行快，阳气和阴精耗散得快，所以，衰老来得也快，寿命自然短。

一滴汗一滴血

正常情况下，人体在不停地产生热量的同时还要把一部分热量散发出去，这样才能让体内热量达到平衡，我们才能觉得舒服。但如果周围环境很热，皮肤作为散热大户就会开始挥汗如雨，随着汗液蒸发，很多热量就被带走了。

中医认为，心主血，汗乃心之液。正是因为血与汗同源，所以称汗为血之液。如此说来，咱们出的汗并不是白开水。当人在高温环境中，身体会不停地出汗。汗越出越多，血液就会越来越黏稠且越来越少，会导致热衰竭，使人昏迷。

现代医学认为，很多微量元素会随着汗液大量外逸。而这些成分，是血液、细胞液等体液中不可缺少的部分。

当室温超过35℃时，人的心跳就会加快，血液循环加速，容易头昏脑涨、昏昏欲睡。当人长期处于高温时，还会造成皮肤缺水，如果肌肤长时间处于饥渴状态，就会慢慢形成皱纹。

人类生命活动是遵循能量的消耗规律而运作的，能量消耗越快，寿命越短。所以说，热养更易耗损人体内的气血能量，使人老得快。

男人降低体温好养生

所谓低温养生，并不能简单地理解为降低人体温度，而是以降低细胞代谢速度，进而达到延缓衰老的目的。寒冷使细胞分裂慢，新陈代谢也慢，所以衰老来得晚，寿命自然长。

《黄帝内经》上早已提出："高者其气寿，下者其气夭。"也就是说，高处气温低，所以住在那里的人寿命长；而低处气温偏高，所以生活在那里的人寿命偏短。

我国人口普查的结果也证实了以上的结论，地处高寒地区的新疆、西藏、青海，无论是人群中百岁老人的比例，还是老年人口的长寿水平，都要高于国内其他地区。现代调查也发现，高寒地区多寿星。生活在寒带的人比生活在热带的人平均寿命长 10 岁以上。

可见，低温养生对延缓衰老、延长寿命有重大意义。男人比女人代谢快，更要懂得节省生命能量，更需要低温养生。

如果能使体温低于正常体温 1℃~2℃，代谢速率就可降低，机体的耗氧量也会减少，有益健康。

在自然界中，蛇等冷血动物的寿命都很长，而鸡的寿命就短，因为鸡的体温高。被认为是世界上长寿的动物之一的海龟，也是冷血动物。

低温生活进行曲

多接近绿色植物。室内可摆放吊兰、水仙、茉莉等花或盆景，以降低环境的温度。

弃用厚重的窗帘。换成薄些的、看起来淡雅清爽的轻纱或者棉质窗帘。

家具也降温。多采用造型简洁、色调偏冷的藤、竹、木制品，可达到吸收部分热量的目的，发挥辅助降温的作用。

尝试冷光灯。不妨多选用局部照明的台灯、落地灯，或用低功率的冷光灯替换暖光灯。不仅省电，而且可以营造出更为凉爽的氛围。

锻炼自己的低温生活。喝常温水、温茶，不喝烫水、过热的茶。吃一些阴性食品，包括地下食物，如土豆；冬生食物，如大白菜、萝卜等。多吃秋冬季水果，如苹果、冬枣、雪梨等。

男人养生滋阴比壮阳重要

有些男人不好意思跟医生说"我早泄、我阳痿……"往往喜欢在药店购买壮阳补肾药品。其实，很多人不是真的阳痿了，而是因为自己感到肾虚，随便买些壮阳药补一补。还有一些人什么毛病也没有，只是为了借药纵欲。盲目壮阳，只会导致邪火伤身。

明确病因再用药

对男人来说，除了那些性功能障碍较重的患者，一般人不一定要服用壮阳药来"助性"，可以适当服用中药类的补肾药品调节身体。

从中医角度看，壮阳药多属温燥药物，长期服用此类药易导致阴精亏损，出现阴虚火旺的证候。对原有阴虚导致阳痿、早泄者，壮阳药所起的作用正好是加重性功能障碍。

因为每个人的体质是不一样的，而且体质也不是固定不变的。若是因体质虚弱引起的"不性福"，加以壮阳是雪中送炭；若本身已肝火旺盛，还盲目壮阳，相当于火上浇油，造成口臭、便秘、失眠、心悸、咽喉肿痛等。

所以，正常人没有必要服壮阳药，有性功能异常者，要请医师根据具体情况辨证施治。

天然美食养肾最妙

在刚出现"不性福"的状况时，完全可以通过天然食材来调补身体。天然食材中，山药、鳝鱼、墨鱼、鲇鱼、泥鳅、海参等富含胶原蛋白和精氨酸，最滋肾养阴，且能够增强精子的活动能力。

滋阴才能降火，平衡阴阳

很多男人认为自己需要做的是壮阳，滋阴都是女人的事。其实，从某种程度上说，男人养生滋阴比壮阳更重要。阴是阳的物质基础，阳是阴的功能表现。可想而知，如果没有了物质基础，哪里谈得上功能表现？

男人，滋阴比壮阳更重要

现代人的生活条件好了，男人大吃大喝的机会多了起来。打个比方，如果有一容器，将其视为人体代谢系统的话，总是往里塞好食物，越塞越多，结果怎么样？人体代谢不掉，因为它远远超过了人体的需要，最后就会在体内沉积，产生浊气，演变成内热。内热化为邪火，邪火往上走，人就会感到头昏脑涨，不舒服；邪火往下走，就会影响到男人的前列腺。此时，如果男人还不停地往这个容器中塞好东西，只能是火上浇油。

不过，本身气滞血瘀、有实证的人，滋阴补肾才能釜底抽薪；若本身已是虚寒型体质，还继续滋阴，就犹如雪上加霜，但真正虚寒的男性并不多见。

滋阴降火，平衡阴阳

当男人体内有虚火时，由于精、血、津液等物质的亏耗，阴虚不能制阳，导致阳热相对偏亢，机体处于一种虚性亢奋的状态，这时一定要滋阴降火，平衡阴阳。

饮食保健。常选择的食物有：糯米、芝麻、绿豆、豆腐、藕、甘蔗、西瓜、黄瓜、冬瓜、甲鱼、螃蟹、海参、牡蛎、蛤蜊、海蜇、鸭肉、猪皮、黑木耳、牛奶等。这些食品多甘寒性凉，皆有滋补机体阴精的功效。

药物保健。常用补阴的药材：麦门冬、玉竹、黄精、枸杞子、天门冬、石斛、沙参、山萸肉、女贞子、旱莲草、玄参、桑葚、决明子、银耳、蜂王浆等。

头部冷下来，健脑醒脑

头寒凉可以醒脑安神

民间养生有句俗语："头对风，暖烘烘。"意思是说，头部适宜保持相对低温。其实，与此相似的说法早有记载，如《备急千金要方》中说："人头边勿安火炉，日久引火气头重目赤……冬日冻脑……圣人之常法也。"足见寒头或凉头，是养生保健的重要方法。

头为诸阳之会

从中医角度来说，"头为诸阳之会"，人体十二经脉的六条阴经均至颈部或胸部为止，唯有六条阳经全都上升至头部，胸上至头的阳气最为充足，也较为耐寒。如成语"头重脚轻"就是人身体不适时的一种表现；与此相反，如果"头轻脚重"，说明此时的人神清气爽。所以，保持"诸阳之会"的头部凉快能让气血更平衡，也更健康。

寒头因人而异

必须指出，所谓"寒头"并不是说故意不戴帽子，而是在自身条件允许的情况下，用冷水洗脸，可以起到刺激脸部血管及头部肌肉、神经的作用，以迫使鼻、脸部位血管收缩乃至上身血管收缩，让人头脑清醒，在一定程度上可起到保健的作用。

对脑力劳动者来说，工作久了易出现烦躁、头昏脑涨、思维困顿的症状，此时如果用冷水洗洗脸，或用冷水毛巾擦洗脸部，能使头脑迅速清醒，胸中烦闷也很快消散。

值得一提的是，一些阴虚体质的人，四肢发烫、容易上火，就更应该"寒头"了；一些慢性病，比如，中医认为高血压患者阳气上亢，也不适合久戴帽子。

冷毛巾敷头面，可以防感冒

冷毛巾敷头面，不仅可以加强神经兴奋，使得精神爽快、头脑清晰、思维敏捷，还可以提高机体免疫力，增强人体对疾病的抵抗能力，预防感冒。

冷毛巾敷头面的方法

用冷毛巾敷头面，每天数次，每次 3~5 分钟。

也可试试冷水浴面

若是身强力壮的人，则可以将脸部直接浸泡在冷水中，坚持冷水浴面。冷水浴面很简单，只要有一盆冷水就行。年轻的小伙子坚持冷水浴面，不仅可使面部皮肤红润、光滑、丰满、俊秀，不易发生痤疮、冻伤等，而且还增强了上呼吸道的抵抗力，能够预防鼻炎、感冒和呼吸道传染病。

冷水浴面最好从夏秋季开始，因为夏秋季的水温和体温比较接近，人容易接受。身体弱的人，可适当加一些热水，以冷水不冰脸为宜。

冷水浴面时，先将面部皮肤搓热，然后再用毛巾蘸冷水在脸上擦，眉头上要横着擦，鼻梁上要竖着擦，脸蛋上要转圈擦，擦两遍以后，把脸浸入冰水中，用嘴往水中吹气，使气泡在脸上冒过。

冷水浴面，最好在早晨进行，和洗脸结合起来。

用毛巾湿敷颈部可减轻头痛

因头部血流障碍引起的头痛，用冷毛巾敷颈部可减缓，用热毛巾敷也可。冷毛巾每 1 分钟换 1 次，热毛巾每 3 分钟换 1 次。

火气降下来，心理更健康

俗话说，"气大伤身"。据研究，人生气 10 分钟就会大量消耗"人体精力"。更为可怕的是，人生气时，体内分泌物的化学成分变得非常复杂，并且有较强的毒性。显然，火气大，有损于人体健康。

气有余便是火

人一生会遇到很多不顺、很多烦恼、很多怒气。人活着就逃脱不了生气，但容易发怒的人，往往就是强行用意识把身体里的气激发成火，一来二去，恼怒变成了火气，气有余产生火。气有余，就是指我们身体里的气的供应已经超过我们的消耗需求了，这部分无处可去的气便会到处惹是生非，形成我们平时常说的"上火"的状态，所以古人说"气有余便是火"。

生气时最伤哪儿

大脑反应慢。经常生气，大脑兴奋与抑制的节律就会被破坏，加快脑细胞衰老。

心律不齐。生气会让心跳加快，心脏收缩力增强，大量血液冲向大脑和面部，使供应心脏的血液减少而造成心肌缺氧。心脏为了供应足够的氧气，只能加倍工作，从而引起心律不齐。

增加肝脏脂肪。生气时，机体会分泌一种叫儿茶酚胺的物质，使血糖升高，脂肪分解加强，血液和肝细胞内的游离脂肪酸增加。游离脂肪酸有很强的细胞毒性，它对肝细胞就像美食对身材，缺了不行，多了有害。

皮肤长斑。当人生气时，血液大量涌向面部，这时的血液中氧气少、毒素增多。而毒素会刺激毛囊，引起毛囊周围程度不等的深部炎症。

四件事帮你"熄火"

男人一过 40 岁，身体机能减退，脾气却日渐增长，我们常用"大动肝火"来形容一个人气急时的状态。毋庸置疑，生气是健康的大敌，世上不少人就是因为生气而气出了病，有的甚至为此丧了命。但是，很少有人能在怒火冲头的时候做到心平气和，以下四件事可以帮你"熄火"。

马上喝一杯水

研究发现，水不但能平复人的情绪，还能帮助机体排出游离脂肪酸。

赶快坐下

站立时，激素分泌相对较快，如果想发火，赶紧坐下，就能大大减少冲动。

深呼吸

深吸气时，先使腹部膨胀，然后使胸部膨胀，达到极限后，屏气几秒钟，再逐渐呼出气体。呼气时，先收缩胸部，再收缩腹部，尽量排出肺内气体。一般做深呼吸时每分钟 8 次为好。深呼吸能刺激体内负责镇静的副交感神经对抗交感神经的兴奋，还能缓解胃部不适。

弯头抬头

放松坐下，闭眼，深深吸气，头向前方弯下来，下巴紧紧抵着胸骨，然后慢慢抬起头，呼气，可使你心情得到放松。

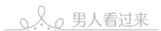

男人看过来

生气时按太冲穴

太冲穴位于大脚趾和第二个脚趾之间的缝隙向上1.5厘米的凹陷处。用左手拇指指腹揉按右太冲穴，3分钟后换右手拇指指腹揉按左太冲穴3分钟。反复2~3次，共计10~15分钟。揉按时要有一点力度，以产生酸胀甚至胀痛感为宜。

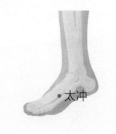

· 太冲

宁静放松，平稳心律

常听到男人说的一句口头禅："活得好累！"是啊，为了养家糊口，男人的脚步像上了发条似的，不停地向前跑。如此，怎能不感到心累呢？因此，一个人一定要学会宁静、学会放松，从"心静""气静"开始，使呼吸、心跳、血压等逐步降低，从而有效节约生命能量。《养生四要》一书中说得更为透彻："心常清静则神安，神安则精神皆安，明此养生则寿，没世不殆。"

气静

深长而宁静的呼吸形式，一呼一吸约需6秒。而今日，随着生活节奏不断加快，人们每次呼吸只需约3秒。因此，学会适当舒缓呼吸，将呼吸放慢、放静，是节约身体能量的妙法。

"静气功"

可半坐或平躺，花3～5分钟闭目养神。这期间双眼微闭，两臂自然下垂，然后将舌头抵住上腭，把意念集中于丹田（肚脐下3寸左右的地方），深深吸气再缓缓将气体呼出，同时最好能在头脑中想象一件美好而愉悦的事。如此反复数次，会令人神清气爽，眼前的一切焕然一新。

静坐

静坐可以"外忘其形，内超其心"，使心灵平静，和大自然融为一体。无论是通过瑜伽时的静坐冥想，还是垂钓时的静坐休闲，或者只是泡一杯清茶，小憩片刻，都有助于降低血压和平稳心律。

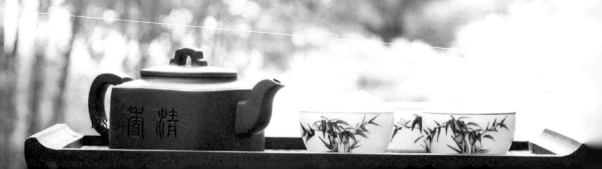

睡个低温觉，精力更充沛

睡眠是"低温养生"的好时机

我们的体温并非恒定不变，而是处于动态变化之中。清晨 8 时左右开始缓慢上升，晚餐后（晚上 7~9 时）达到顶峰，晚上 9~11 时开始下降，凌晨 1~3 时降到低谷。因此，夜间睡眠是"低温养生"的好时机。

要温暖的被窝，不要温热的

卧床后能否迅速入眠与被窝儿的温度密切相关。有研究表明，被窝儿温度在接近体温，即 32℃~34℃时，人最易入睡。

被子的薄厚很重要。从医学角度讲，如果被子太厚，会使人睡眠时的体温过高，新陈代谢加快，汗液排出后容易引起血液黏稠，从而增加心血管梗阻的风险；且被子过重会压迫胸部，导致肺活量减少，使人易做噩梦。所以，建议在春秋季节，应选用轻薄一些的被子。

被窝儿内的湿度也是影响睡眠的重要因素。睡觉时，因汗液蒸发，被窝儿湿度常常高于 60%，使皮肤受到刺激，影响睡眠。但被子营造的小环境也会受地域、季节的影响。比如，南方气候较潮湿，透气性好的被子会给人舒适感，最好选择蚕丝被、七孔被等；而在干冷地区，透气性好并不适宜人体对环境湿度的要求，不妨盖个棉被。

男人看过来

不要蒙头睡和张口睡

以被蒙面易引起呼吸困难，同时吸入自己呼出的二氧化碳，对身体健康极为不利。

闭口夜卧是保养元气的最佳方法。而张口呼吸不但会吸进灰尘，且极易使气管、肺及肋部受到冷空气的刺激。

男人更要养成好的睡眠习惯

中国有句古话，叫"一日不睡，十日不醒"。也就是说，如果一个晚上没有好好休息，用十个晚上都难以补回来。长期睡眠不足，身体健康就会受到极大影响。中医养生学家有"眠、食二者为养生之要"的说法，睡眠的重要性不亚于饮食和氧气。所以，男人要养成好的睡眠习惯。

子时入睡，杜绝熬夜

中医睡眠机制是：阴气盛则寐（入眠），阳气盛则寤（醒来）。所以夜晚应该在子时（21~23时）以前上床，在子时进入最佳睡眠状态。因为按照《黄帝内经》睡眠理论，夜半子时为阴阳大会、水火交泰之际，称为"合阴"，是一天中阴气最重的时候，阴主静，所以夜半应长眠。男人每天要确保7~8个小时的睡眠。

选择一个科学且适合的睡向与睡姿

选择一个科学且适合你的睡向与卧姿，不仅能让你一觉睡到天亮，而且有利于身体健康。此外，地球磁场对睡眠也有微量影响，人睡觉时应采取头北脚南的方位，使磁力线平稳地穿过人体，这样可以最大限度地减少地球磁场的干扰。

✨ 男人看过来

避免频繁起夜

有很多老年人睡不好觉的原因是频繁起夜。睡着时，人体的尿液呈浓缩状态，所以人们可以6~8小时不上厕所。但随着年龄增长，抗利尿激素会减少，就会频繁起夜。建议睡前3小时不要喝水和果汁，不要吃流食；少喝或不喝咖啡、茶；睡前小便。

睡姿	主要好处	尤其适合人群
右侧卧	心脏处于高位，不受压迫，呼吸顺畅；肝脏处于低位，血流多、代谢好；胃内食物借助重力，容易进入十二指肠而利于消化	易打鼾的人和患有胃炎、消化不良及胃下垂的人
仰卧	有利于肢体和大脑的血液循环，利于面部保养，对男性生殖系统健康也有促进作用	肺气肿者
半卧	有利于呼吸通畅	心肺功能不良者

总之，用什么样的姿势睡眠，不仅是一个习惯问题，更应该因人而异、因病而异。人睡觉时也不可能一动不动，一个晚上要翻身 20 ~ 30 次，所以也不必过分强调卧姿，一般认为右侧卧是最科学的。

睡前应注意减慢呼吸节奏

睡前可以适当静坐、散步、看慢节奏的电视、听低缓的音乐等，使身体逐渐入静，静则生阴，阴盛则寐，最好能躺在床上做几分钟静气功，做到精神内守。

睡前可吃一点养心阴的东西

因为人在睡觉后，心脏仍在辛苦地工作，所以睡前可吃一点养心阴的东西，如冰糖百合莲子羹、小米红枣粥、桂圆红枣粥或桂圆肉水等。在五脏中，心脏最辛苦，所以适当地补益心阴有助于健康。

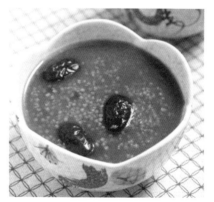

小米红枣粥

冷养是男人祛病保健的良方

养阴清热，让你远离慢性病

"三高"很多都是热火相加之病

现代都市人中最常见的体质就是热火相加体质，临床上的很多疾病也都是由热火相加引起的。比如，现在的"三高"——高血糖、高血压、高脂血症，从本质上讲都是热火相加之病，或者说是因为热而导致的。

"三高"大多是吃出来的

近几年来，由于食肉过量，导致营养过剩，以高血压、高脂血症、高血糖为首的"三高"症以井喷态势出现。国外大量研究也表明，摄取高热量、高脂肪、高糖分及缺乏膳食纤维可促使糖尿病、代谢综合征等疾病的发生。

中医认为，高脂肪、高热量、高糖分等高脂饮食所含能量及高营养成分相对较多，属膏粱厚味之品。肥甘厚味和膏粱厚味，在中医上都是指油腻、精细的食物。简单点说就是大鱼大肉，吃得太好。若长期过量摄入高脂饮食，就会造成营养精微过剩，这部分精微物质无法正常利用，堆积体内，可导致各种病变。而引起病变的关键因素就是体内的"热"和"火"。肥甘厚味和膏粱厚味会化湿生热，热生火，火伤阴，这些病都会产生阴虚的表现。

扫码获取

- ☑ 食物营养学
- ☑ 养生运动
- ☑ 中医小课堂
- ☑ 健康小常识

如何控制"三高"症

1 确保均衡营养

日常生活中多吃蔬菜、水果、豆类、菌类等素食，尽量少吃高脂、高糖、高热、高盐等肉食。

乳制品、海鲜等食物中，富含维生素D、铬、锂等营养素，能降低血液中的葡萄糖耐量，预防和改善糖尿病效果显著。

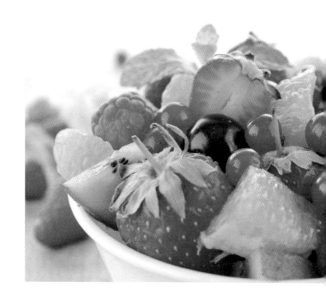

2 坚持有氧运动

每天坚持适量的有氧运动，有助于改善和预防"三高"疾病，如快走、慢跑、游泳、打太极拳等，每次持续30分钟为宜。多晒晒太阳，可以帮助转化体内的胆固醇。

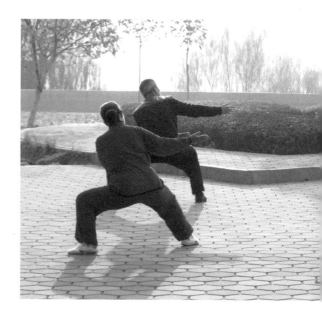

高血压：清热又养阴

高血压很多是由于阴虚阳亢导致的，那么我们就应该养阴清热。一方面让阴气充足以制约火气，另一方面直接用一些清火的食物或药物。一般年轻人实火较盛，以清火为主；老年人则阴虚明显，要注重养阴。但总的来说，清热与养阴两方面都要照顾到。

潜阳还要育阴

有些高血压病患者单纯收缩压较高，舒张压正常或略有升高，症状表现为头晕、头痛、口干、口苦、性情烦躁、易怒、失眠、舌红少苔等肝阳上亢的标实征象，其烦躁是因肝阳上亢于头而致。值得注意的是，此时患者本身肝脏阴血不足的征象往往被掩盖和忽视，其实阴虚生内热，虚火上炎，也会引起烦躁。

也就是说，治疗高血压病潜阳还要育阴，以达到肝脏体阴和用阳之间的协调平衡。另外，肝肾同源，肝阴和肾阴往往同时不足，补肝阴的同时还要补肾阴。

所以，中医治疗高血压病，常用枸杞子、生地、山茱萸、泽泻等滋阴补肾；夏枯草、天麻、石决明等平肝潜阳，诸药合用，共奏滋阴潜阳之功，这样降压效果良好，且血压保持稳定，不易反弹。

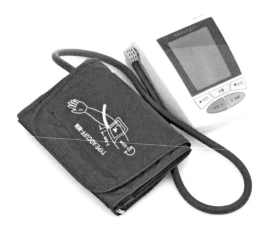

测血压前要静坐休息 5 分钟以上，测前 30 分钟不能吸烟、饮浓茶。

饮食要三低

高血压病患者在饮食上应坚持低盐、低脂肪、低糖的原则。

 低盐

烹调食物要用专用的"盐勺"，1 勺盐大致是 2 克。每人每天 6 克即可，即 3 勺，每人每餐 1 勺即可。长期坚持使用专用"盐勺"，是可以把口味变淡的，也有助于控制血压。

 低脂肪

饮食宜清淡，忌油腻。如选择低脂的鸡肉、牛肉代替猪肉，尽量选择脂肪少的部位食用；适当地以豆制品代替动物肉类；许多蔬菜、菌类、藻类食物，如芹菜、番茄、黄瓜、白菜、萝卜、蘑菇、海带等均是低脂降压好食材。

食材	每 100 克所含脂肪量	食材	每 100 克所含脂肪量
鸡肉	6.7 克（代表值）	猪肉（里脊）	7.9 克
鸡肉（胸脯）	1.9 克	猪肉（前肘）	22.9 克
鸡肉（腿部）	7.2 克	猪肉（后肘）	28.0 克
鸡肉（翅膀）	11.5 克	猪肉（肋条肉）	59.0 克
牛肉（肥瘦）	8.7 克（代表值）	羊肉（肥瘦）	6.5 克（代表值）
牛肉（后腿）	2.0 克	羊肉（里脊）	1.6 克
牛肉（前腿）	1.8 克	羊肉（前腿）	3.2 克
牛肉（里脊）	5.0 克	羊肉（胸脯）	6.2 克

数据来源：《中国食物成分表标准版（第 6 版）》。

3 低糖

血压与血糖相互影响，许多人是先发现高血压，后发现糖尿病，有些患者在发现糖尿病的同时发现有高血压。所以，高血压患者不宜进食过量糖制品，以免诱发糖尿病。

天热更要"冷措施"

避免在高温下长时间停留：当气温超过33℃时，人的情绪容易烦躁，自主神经功能紊乱，很容易引起血压升高。

防脱水：天热即使感觉不口渴也要时常补水，特别是出汗多的情况下更应及时补充凉开水或清茶。以保持每天尿量在1500毫升左右为宜。

保持心情恬静：心静自然凉。心静才能安神、制怒，交感神经不过于兴奋，体温平衡，血液通畅，也就能远离心梗、脑卒中的威胁。

高血压患者起床宜缓慢

早晨醒来，不要急于起床。可先在床上仰卧，活动一下四肢和头颈部，使肢体肌肉和血管平滑肌恢复适当张力，以适应起床时的体位变化，避免引起头晕。然后慢慢坐起，稍活动几次上肢，再下床活动，这样血压就不会有大波动。

控血压饮食推荐

菊花绿豆粥 平肝降火

材料　小米60克，绿豆30克，菊花5克。

做法

1. 绿豆洗净后用水浸泡4个小时；小米、菊花分别洗净。
2. 锅内加适量清水烧开，加入绿豆，大火煮开后加入小米，转小火。
3. 煮40分钟，加入菊花，继续煮5分钟即可。

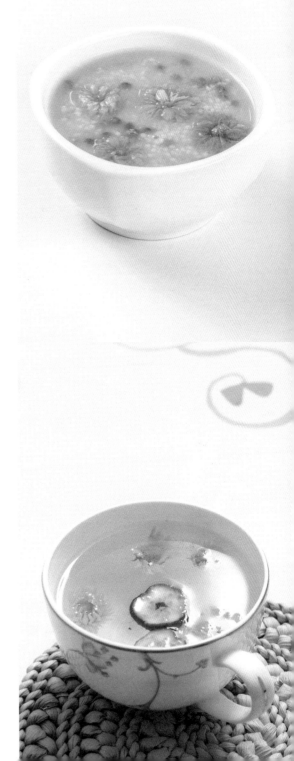

菊花山楂茶 缓解失眠

材料　菊花15克，山楂20克。

做法

1. 将菊花、山楂分别清洗干净。
2. 将菊花和山楂一起放入杯中，用开水冲泡，10分钟后即可饮用。

糖尿病：清热而不伤阴

糖尿病按其临床表现属中医学消渴病范畴，糖尿病的引发多因先天禀赋不足，素体阴虚，或因情志不调，饮食不节，劳逸失度，外感六淫，内伤七情等，耗伤人体肺胃肾之阴，导致阴虚燥热、五脏虚弱，最后发展为糖尿病。

控制好总热量

可将早、午、晚三餐按照 1 ：2 ：2 或 1 ：1 ：1 的能量比例来分配。如有加餐应从上一餐的能量总数中减去加餐所产生的能量。这样既能防止餐后血糖过高，又能防止进食量过少，发生低血糖。

一般来说，加餐的最佳时间段为 9～10 时、15～16 时和 21～22 时。加餐的食物也要有所选择，不能随意吃些零食和小吃。上午和下午的加餐可随便一些，全麦面包、水果或豆腐干等都可以。晚间的加餐品种可以丰富一些，除少量主食外，最好吃一些富含优质蛋白质的食物，如鸡蛋、鱼虾、瘦肉等，这些富含优质蛋白质的食物能防止夜间出现低血糖。

按太溪穴滋阴补肾

太溪穴位于足内踝后方与脚跟筋腱间凹陷处，为肾经原穴，是肾经元气经过和留止的部位，长于滋阴补肾、通调三焦，可用于治疗阴虚之消渴、口中热、咽干。按揉时用对侧手的拇指按揉，也可使用按摩棒或光滑的木棒按揉，注意力量柔和，以感觉酸胀为度。

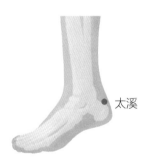

太溪

控血糖饮食推荐

黄芪山药茶 调节血糖

材料 黄芪、山药各5克,茉莉花3克。

做法

1. 黄芪、山药、茉莉花均用流动的自来水冲净。

2. 将黄芪、山药、茉莉花一起放入杯中,倒入沸水,盖盖子闷泡约5分钟后即可饮用。

南瓜麦冬粥 养阴生津

材料 青嫩南瓜250克,麦冬10克,小米50克。

做法

1. 南瓜洗净,切小块;麦冬、小米洗净,沥干水分。

2. 锅内加入清水、南瓜块,大火煮沸后转小火煮至六成熟;加入洗净的小米,煮沸后加入麦冬,充分拌匀,熬煮至小米熟即可。

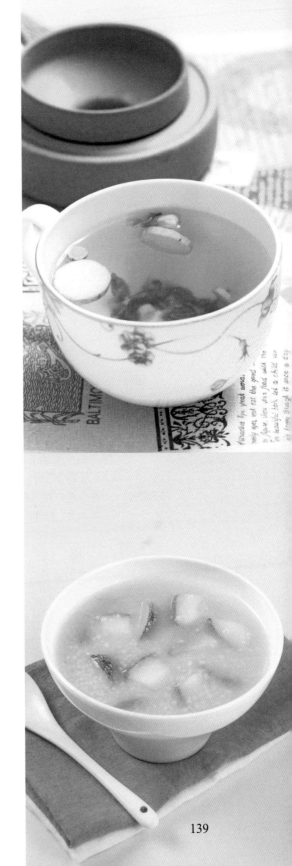

高脂血症：中医降脂有功效

中医将高脂血症称为痰证、湿浊、眩晕、肥胖，认为此病是因痰湿、湿浊及痰瘀滞留血脉，导致血行不畅所致。肝失疏泄、脾虚失运、肾精亏虚是导致高脂血症的内在病因，所以中医提出了清肝泻火、益气健脾、滋阴补肾等降脂法。

常按降脂穴

 足三里穴

穴位位置 外膝眼下 3 寸，或髌韧带外侧向下 3 寸，胫骨向外 1 横指处。

按摩方法 用一指推法，推 5~10 分钟；再用摩擦法轮番 100~200 次。如搽点按摩液或正红花油等在穴位上，效果会更好。

按摩功效 调理脾胃，补中益气，通经活络，疏风化湿，降低血脂、血液黏度。

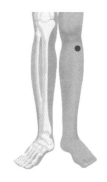

2 三阴交穴

穴位位置 内踝尖直上 3 寸，胫骨后缘靠近骨边凹陷处。

按摩方法 用拇指或食指按压此穴 2~3 次，每次持续 2~3 分钟，使局部产生酸胀感即可。

按摩功效 健脾益气，滋补肝肾，降血稠度，降脂，降压。

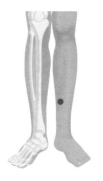

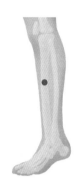

③ 丰隆穴

穴位位置 位于小腿前外侧，外踝尖上 8 寸，胫骨前缘外二横指（中指）处。

按摩方法 用大拇指点按此穴 3 分钟，然后沿顺时针揉此穴 10 分钟，再用大拇指沿此穴向下单方向搓 10 分钟。

按摩功效 化痰湿，清神志。

降脂妙法在于"吃对"

① 肝肾阴虚

症状表现 头晕耳鸣，眼干，烦躁，失眠，口干，腰酸腿软，疲倦乏力。

宜吃食物 黑芝麻、黑豆、枸杞子、山药、黑木耳、黑枣、桑葚、海藻、蘑菇等。

② 痰湿壅盛

症状表现 身体肥胖，有沉重感，经常感到胸闷，有白痰，吃东西不香。

宜吃食物 小米、玉米、萝卜、豆类及其制品、紫茄子、番茄、豌豆苗、莴笋、橘子、柚子、桃、绿茶、鲤鱼、海蜇等。

清热养阴方

材料 甲鱼 60 克，何首乌 30 克，黑豆 10 克，红枣 3 枚，生姜 3 片。

制法 先将甲鱼去内脏，洗净切块，略炒，然后同黑豆、何首乌、红枣（去核）及生姜 3 片一起隔水炖熟。

用法 调味后，饮汤吃肉佐膳。

主治 对高脂血症、冠心病等有很好的疗效。

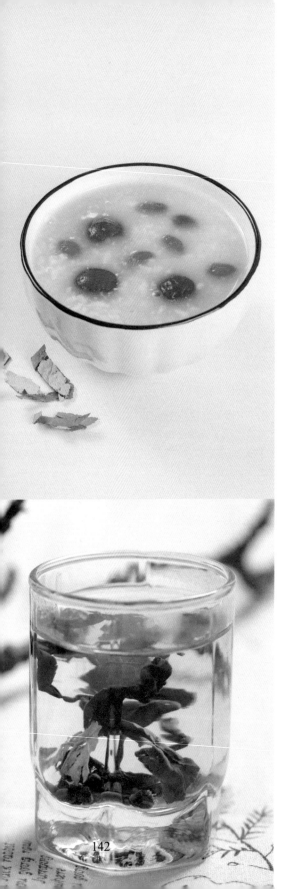

降血脂饮食推荐

荷叶枸杞山楂粥 调节血脂

材料 干荷叶1张，大米100克，枸杞子5克，鲜山楂20克，白糖3克。

做法

1. 大米洗净，用水浸泡30分钟；枸杞子洗净；干荷叶洗净，切片；鲜山楂洗净，去核。
2. 锅内加适量清水烧开，加入大米，大火煮开后转小火煮30分钟至米粒裂开，加入洗净的干荷叶片、枸杞子、山楂同煮。米粒软烂盛出，拣出荷叶，加白糖搅匀即可。

决明子绿茶 抑制胆固醇吸收

材料 决明子4克，绿茶6克。

做法

1. 将决明子用小火炒至香气溢出时取出，晾凉。
2. 将炒好放凉的决明子、绿茶一起放入杯中，倒入沸水，冲泡约3分钟后即可饮用。随饮随续水，直到味淡为止。

对症去火，小病小痛跑光光

口臭

口臭又称口气，是指从口腔、鼻、鼻窦、咽等空腔散发出来的臭气。顽固的口臭往往是身体不适的表现，不但影响社交，还会让心理蒙上阴影。

口臭有生理性和病理性

口香糖、刷牙只能缓解生理性口臭，如由于饥饿、服用某些药物、吃葱蒜等刺激性食物、抽烟、睡眠后等导致的短暂口臭；如果是病理性口臭，如口腔、呼吸道、消化道疾病引起的口臭，是难以用口香糖、刷牙等方式解决的。

中医治口臭，先去胃火

中医认为，脾开窍于口，其华在唇，口臭多从脾胃出发。胃火旺盛，或食积于胃，郁而化火，导致胃阴受损、津液不足、虚火上蒸，胃中浊气随之呼出而引起口臭。

对于一般症状较轻的口臭者，可用藿香、薄荷、白菊花、绿茶少许，沸水泡代茶饮，具有芳香悦脾、生津止渴化浊的功效，能带来清新的口气。

⊘食物营养学
⊘养生运动
⊘中医小课堂
⊘健康小常识

扫码获取

简易除口臭五法

 漱漱口

水能暂时驱除细菌，使口气变得清爽一点。

 多吃芹菜

芹菜富含叶绿素，而叶绿素不仅能抗菌，还是很好的口气清新剂。

---

③ 如果有橘子，就剥皮吃了它

橘子所含的柠檬酸能刺激唾液腺，促使其分泌有清新口气作用的唾液。

---

④ 用牙齿用力刮擦舌头

舌头上可覆盖一层细菌（主要是厌氧菌），这种细菌会发酵蛋白质，产生带有异味的气体。刮擦舌头可以擦下这些细菌，再通过漱口将它们冲掉。

---

⑤ 按摩内庭穴治口臭

内庭穴在足背第2、第3指间，指蹼缘后方赤白肉际处，是胃经的荥穴。荥穴可以说是上火的克星。如果有口臭、咽喉肿痛、牙痛、便秘等不适时，可以多按摩内庭穴。

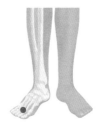

清洁口腔饮食推荐

绿豆海带汤 `清胃火`

材料 干海带 30 克，绿豆 20 克，冰糖适量。

做法

1. 干海带泡发，洗净，切丝，焯水，捞出沥水；绿豆洗净，浸泡 4 个小时。
2. 汤锅加适量清水，大火煮开后，放入绿豆，再次煮沸后加入海带丝，大火煮约 20 分钟，加入冰糖，转小火煮至绿豆软糯酥烂即可。

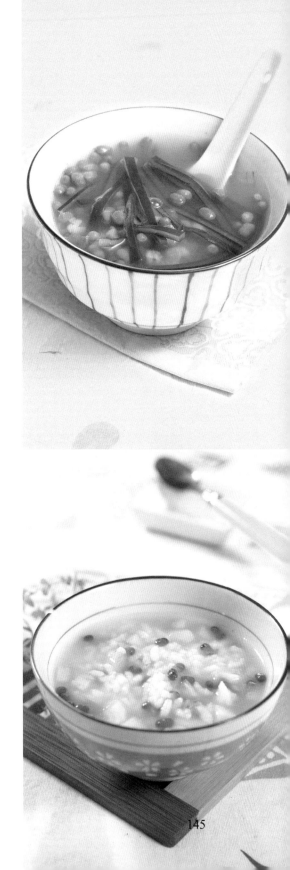

绿豆西瓜皮粥 `开胃去火`

材料 西瓜皮、大米各 50 克，绿豆 25 克。

做法

1. 绿豆拣去杂质，用清水浸泡 6~12 小时，洗净；削去西瓜皮的外皮，片去红瓤，洗净，切丁；大米淘洗干净。
2. 锅置火上，倒入大米和绿豆，加适量清水，大火煮沸，转小火煮至大米和绿豆熟烂，放入西瓜丁煮 5 分钟即可。

口干口苦

中医认为，肝主疏泄，由于外界刺激、睡眠不足或过量食用辛辣食物等原因，肝会受到影响，易导致头晕涨痛、眼睛发红、口干口苦、脾气急躁、易怒等肝火症状。当你一觉醒来，感觉嘴里面发苦发干，喝水也不管用，这说明可能是上火了。

口干口苦，多属肝胆之火

口苦咽干，中医称为少阳病，通俗说就是上火、湿热，属肝胆之火。中医说，肝胆相表里，口苦属胆气上溢，因为胆汁是苦的，所以肝胆火易引起口苦。而胆经属于中医所说的少阳经，有火，火又容易伤耗津液，所以同时口也会发干。

一些疾病也能引起口苦

一些疾病也能引起口苦，比如患有消化系统、呼吸系统、心血管系统疾病以及患口腔疾病、感染性疾病，恶性肿瘤也可能出现口苦；其他如疲劳、过度吸烟、酗酒等也会引起口干口苦。

饮食去肝火

可以吃芹菜，喝菊花茶、夏枯草茶等来缓解。

按太冲穴去肝火

太冲穴位于足背侧，第一跖骨间隙后方凹陷处。由于太冲穴属于肝经，因此按摩此穴可以平肝泄热、清利下焦，对缓解肝火旺盛带来的上火症状效果非常好。如果把手放在太冲穴上，稍用力就会感觉很痛，说明肝火比较旺盛，需多按摩这个穴位。按摩时，最好用大拇指指甲尖掐、压，要有一定力度。

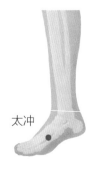

太冲

缓解口干口苦饮食推荐

苦瓜豆腐汤 降肝火

材料 苦瓜片150克，豆腐片400克，
植物油、料酒、酱油、香油、盐、
味精、淀粉各适量。

做法

1. 淀粉加适量水调匀成水淀粉。
2. 锅置火上，倒植物油烧热，略微降
温后，加入苦瓜片翻炒数下，倒入
沸水；放入豆腐片，用勺划碎；加
入料酒、酱油、盐、味精煮沸，用
少许水淀粉勾薄芡，淋上香油即可。

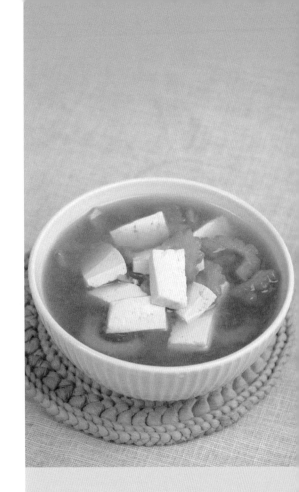

银耳猕猴桃羹 清热解毒

材料 猕猴桃200克，干银耳20克，
鲜莲子60克，冰糖适量。

做法

1. 猕猴桃去皮，切丁；莲子洗净；银
耳用水泡发2个小时，去蒂，撕
成朵。
2. 锅内放水，加入银耳，大火烧开，
加入莲子，转中火煮40分钟。
3. 加入适量冰糖，倒入猕猴桃丁，搅
拌均匀即可。

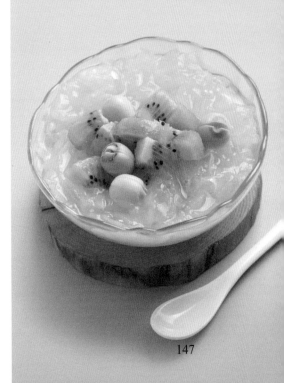

口腔溃疡

口腔溃疡属中医"口疮""口疡"范畴。中医认为，本病多由心脾积热、胃火上炎、阴虚火旺、脾虚湿盛引起。也可因外伤，致使血脉瘀阻，郁而化热，腐烂而成疮，或外邪趁虚而入，以致黏膜溃烂而成。中医治疗此病以清胃火为主，西医治疗以补充维生素及消炎为主。

口腔溃疡多吃葡萄和大白菜

口腔溃疡发生后，不论新鲜葡萄还是葡萄干，不限多少吃一些，半天就能见效。较严重时，每天吃数次。平时隔三岔五吃一些，则对预防有好处。中医认为，口腔溃疡与胃气弱、虚火上扰有关，而葡萄有养阴生津的作用。

缺乏维生素 B_2、烟酸和锌是引起口腔溃疡的重要原因，而大白菜中这三种营养素的含量较为平均和综合，其中维生素 B_2 的含量比苹果高 3 倍、微量元素锌是苹果的 2 倍，适量的锌能促进溃疡面的愈合。而且中医认为白菜养胃生津，除烦解渴，是清凉降泄兼补益的良品，对口腔溃疡有很好的食疗效果。所以，口疮患者吃点白菜，补充营养的同时还可减轻疼痛，缓解症状。每日 300 克左右，分两次食用。

预防口腔溃疡发作的措施

减少对口腔黏膜的刺激和摩擦，不吃太烫的食物，尽量少吃辣椒、姜、大料、花椒等刺激性食物，少吃油炸食物，以及其他太过粗糙坚硬的食物。

尽量用软毛型的牙刷，牙膏应尽量挑不含十二烷基硫酸钠成分的。

在溃疡发作期，要少食多餐，吃半流质食物。每次进食后，用加盐凉开水或生理盐水、药物漱口液漱口。

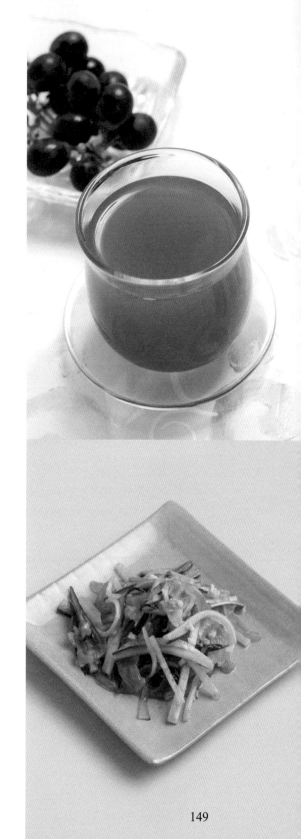

消口疮饮食推荐

葡萄雪梨汁 清热止痛

材料 葡萄 200 克，雪梨 100 克。

做法

1. 葡萄洗净，去籽；雪梨洗净，去蒂
   除核，切小丁。
2. 去籽的葡萄和雪梨丁分别放入榨汁
   机中榨汁。
3. 葡萄汁和雪梨汁一同倒入杯中调匀
   即可饮用。

黄瓜拌海蜇 清火解毒

材料 海蜇皮 250 克，黄瓜 100 克，
   葱花、蒜末、酱油、香油各 5
   克，醋 10 克，白糖，香菜碎各
   少许。

做法

1. 海蜇皮放入清水中浸泡去盐分，洗
   净，切丝；黄瓜洗净，去蒂，切丝。
2. 取盘，放入海蜇丝和黄瓜丝，用葱
   花、香菜碎、蒜末、酱油、醋、白
   糖、香油调味即可。

咽喉肿痛

中医认为，咽喉是肺胃的门户。如果外界气温过高，肺吸入的空气较热；或者过食辛辣之品、饮酒过多，都会导致肺胃热盛而引起咽喉肿痛，即人们常说的嗓子疼。有的人就是因为前一天吃辣椒过多，结果第二天嗓子"直冒烟"。肺、胃有火是造成嗓子疼最常见原因。当出现嗓子疼时，说明肺、胃里面已经有火。这时，如果不加注意，很容易感受外寒而感冒。所谓"寒包火"，说的就是这个道理。

饮食去火看过来

对付"嗓子疼"很简单。在饮食清淡的同时，多吃苹果、梨、西瓜、冬瓜、荸荠、藕，多喝水、苦丁茶、绿茶等，嗓子很快就不疼了。

解决着急上火引起的嗓子疼

着急上火也是造成嗓子疼的重要原因。中医认为，肺属金，火克金。经常听说这样的现象，每逢遇上不顺心的事儿，心情一紧张，心里一着急，就会有人嗓子疼。这样的人往往性格急躁，容易着急上火。这种嗓子疼有一个显著的特点，那就是经常伴有耳朵里边或"脑瓜皮"疼，一咽唾沫则疼痛更加明显。这就是典型的"火克金"之象。

要想解决着急上火引起的嗓子疼，首先要学会沉着冷静，遇事儿不慌。许多患者在嗓子疼的同时，还经常可见头疼、耳朵疼、睡觉不好、嘴干嘴苦、心情烦躁、不想吃饭、小便发黄等症状。这时，用桑叶、菊花、夏枯草、决明子、竹叶、甘草、麦门冬、百合等泡水代茶，能很好地清降火气。

缓解咽喉肿痛饮食推荐

冬瓜虾仁汤 除肺、胃之火

材料　冬瓜 300 克，虾仁 50 克，盐 3 克，香油适量。

做法

1. 冬瓜去皮、去瓤，洗净，切小块；虾仁去除虾线，洗净。

2. 锅置火上，倒入清水大火煮沸，放入冬瓜块，大火煮沸后转小火煮至冬瓜熟烂，加入虾仁煮熟，加盐调味，淋入香油即可。

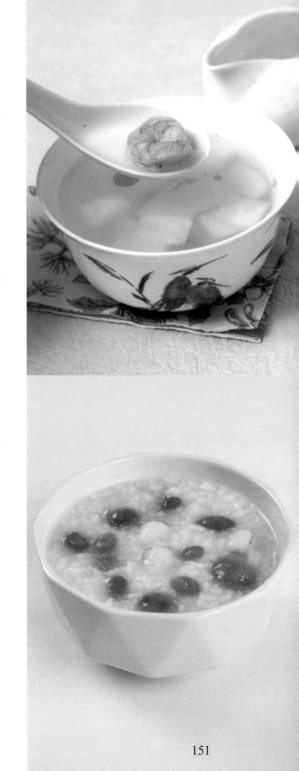

莲子桂圆粥 清肺利咽

材料　糯米 100 克，枸杞子 10 克，桂圆肉、莲子各 30 克，冰糖 3 克。

做法

1. 糯米、莲子洗净，浸泡 4 个小时；枸杞子洗净。

2. 锅内加适量清水烧开，加入莲子、枸杞子、糯米，大火煮开转小火，煮 40 分钟，加桂圆肉熬煮 15 分钟，加冰糖煮化即可。

牙龈肿痛

中医学有"咽喉口齿诸病皆属火"之说，将牙龈的主要病理变化——红肿、疼痛、化脓等归为"火"的表现。

牙痛究竟为哪般

 风火牙痛

症状表现 疼痛感剧烈，而且是一阵一阵的，吃冷的东西时，疼痛会有所减轻，一旦吃热的东西则会加重，并导致牙龈肿胀。

饮食调理 宜多吃些高蛋白、富含维生素的食物，如豆制品和蔬菜、水果等。忌辛辣、刺激性食物，如辣椒、洋葱、芥菜、大葱、蒜等，因其生热，会刺激牙髓使疼痛加重。此外，还应忌食粗糙、坚硬以及煎炸食物。它们会损伤牙齿，刺激牙髓。酒和酸性食物对牙髓也会产生化学刺激，加重疼痛。

 胃火牙痛

症状表现 牙齿剧烈疼痛，牙龈红肿、溢脓或出血。

饮食调理 宜多吃清胃泻火、凉血止痛的食物，如牛奶、贝类、芋头和新鲜的红、黄、绿色蔬菜等。忌食辛辣、油炸、熏烤、坚硬、粗纤维食物。此外，含糖、脂肪高的甜食既对牙龈有刺激，又不易消化，也应忌食。

无论哪种牙痛，都是由体内的火毒引起的，因此多吃新鲜蔬菜和水果，适当饮用清热解毒的绿茶、菊花茶、绿豆汤等，是最好的饮食调节方法。

缓解牙痛饮食推荐

玉米绿豆粥 降火，消暑，止痛

材料 绿豆、玉米、糯米各 30 克。

做法

1. 绿豆、玉米、糯米分别淘洗干净；糯米浸泡 1 个小时，玉米浸泡 6 个小时；绿豆提前一晚浸泡，用蒸锅蒸熟，待用。

2. 锅置火上，放入适量清水，加入玉米大火煮沸后放入糯米、绿豆，转小火后熬煮 30 分钟即可。

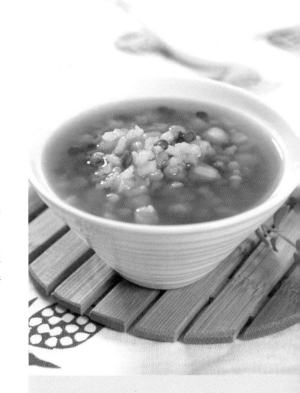

菠菜拌绿豆芽 清热解毒

材料 菠菜 200 克，绿豆芽 100 克，醋 10 克，盐、香油各 5 克，鸡精 3 克。

做法

1. 菠菜择洗干净，放入沸水中焯 1 分钟，捞出切段；绿豆芽掐头、根，放入沸水中焯 2 分钟。

2. 将菠菜、绿豆芽盛入碗中，加入盐、醋、香油、鸡精，拌匀即可。

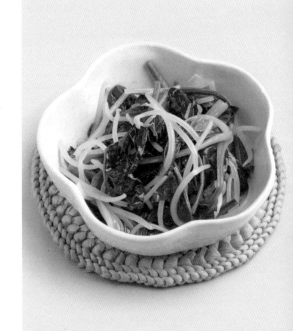

长痘

长痘主要与内分泌因素有关。在中医看来，它与个人体质有密切关系，肺胃湿热较盛者，过食辛辣刺激、煎炸油腻之品，或嗜食甜食均可助湿生热，促使痘痘产生或使之加重。预防痘痘关键在于身体的全面调理，除减轻压力、不要太劳累外，日常饮食可以起到非常重要的辅助调节作用。

对付长痘的措施

饮食清淡，平时多吃富含维生素和纤维素的食物，如芹菜、大白菜、豆芽、黄瓜、丝瓜、莴笋、黑木耳、香菇、草莓、梨、苹果等，少食辛辣、甜食和油腻食物。

常吃富含锌的食物，如谷物、麦芽、黄豆、南瓜籽，可让痘痘不再又红又肿。

定时休息，不要经常熬夜。

温水洗脸（温水对祛除油脂、清洁皮肤帮助更大），切勿用手挤压患处，以免引起感染。

常搓合谷穴能祛痘

合谷穴，俗称"虎口"，位于手背虎口直上一横指、拇指和食指间肌肉丰厚处。可将一手的拇指横纹放在另一手的虎口沿上，屈拇指时指端处即为合谷穴。如果你脸上的痘一个接一个不停地往外冒，就可以按合谷穴来消火。

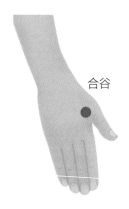

合谷

按摩合谷穴时，用手指的指腹或指尖用力按在穴位上，然后做小幅度的环转动作，以出现酸、麻、胀为度，每次可按揉 30~50 次。

除痘饮食推荐

薏米雪梨粥 清热去火

材料　薏米、大米各 50 克，雪梨 1 个。

做法

1. 薏米、大米分别淘洗干净，薏米用
   水浸泡 4 个小时，大米用水浸泡
   30 分钟；雪梨洗净，去皮和蒂，除
   核，切丁。

2. 锅置火上，倒入适量清水烧开，放
   入薏米、大米大火煮沸后转小火煮
   至米粒熟烂，再放入雪梨丁煮沸
   即可。

香菇炒芹菜 清热除烦

材料　芹菜段 400 克，香菇块 200 克，
　　　　葱末、姜丝、味精、料酒、水淀粉、
　　　　酱油、盐、香油、植物油各适量。

做法

1. 香菇、芹菜分别在沸水中焯透，捞
   出沥干，待用；炒锅置火上，倒油
   烧热，放入葱末、姜丝煸炒片刻，
   再放入香菇、芹菜煸炒。

2. 最后烹入料酒，加入味精、酱油、
   盐，用水淀粉勾芡，淋上香油即可。

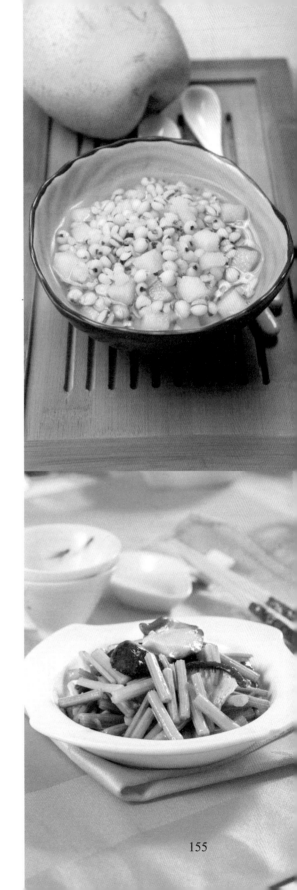

便秘

大便干燥,便时疼痛、出血,让很多人痛不欲生。患者由于怕痛而畏惧排便,会进一步加重便秘,形成恶性循环。中医认为,严重便秘是由于过食肥甘厚味、辛辣刺激食物,耗津伤液,热结肠腑,或阴血亏虚、肠失濡润、粪便燥结所致。

便秘的主要类型

一般来说,严重的便秘主要分为燥热积滞和血虚肠燥两种类型。

 燥热积滞型

症状表现 好发于爱上火的人,常表现为大便坚硬燥结、便血、便后持续疼痛,伴有心烦意乱、口苦咽干。

饮食调理 可选择南瓜、苹果、梨、香蕉、芹菜、菠菜等清热泻火、润肠通便的食物。

食疗方法 南瓜 150 克、地瓜 100 克、粳米 50 克加水熬制,每周服用 3 次,能缓解便秘疼痛症状。

血虚肠燥型

症状表现 好发于血虚、阴虚体质的人,除了大便时肛门疼痛、出血、大便秘结,还有皮肤干涩、口干舌燥、午后潮热等症状。

饮食调理 可选择葡萄柚、鲜藕、荠菜、莲子、胡桃仁、红枣、杏仁、鲜鱼、鸭肉、黑芝麻、蜂蜜等凉血养血、润燥通便的食物。

食疗方法 取蜂蜜 20 克、扁桃仁 30 克、核桃仁 50 克,将扁桃仁、核桃仁洗净,焙干研成细末,用蜂蜜腌制调和,分次食用。

润肠通便饮食推荐

蘑菇炒蛋 `通便排毒`

材料 蘑菇 200 克，鸡蛋 4 个，盐、
味精、植物油各适量。

做法

1. 蘑菇洗净，切条；鸡蛋打散，加盐
   调匀，待用。
2. 炒锅置火上，倒油烧热，加入蘑菇
   及味精、盐炒匀，最后加入鸡蛋液
   炒熟即可。

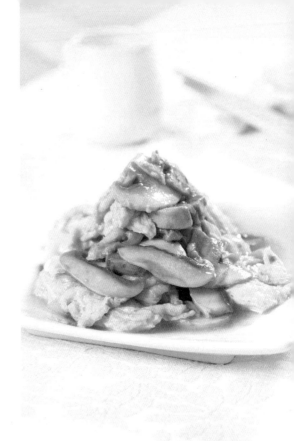

酸奶水果沙拉 `润肠通便`

材料 草莓 2 到 3 个，香蕉半根，火龙
果半个，酸奶 1 袋（100 克装）。

做法

1. 将上述水果用清水洗净，草莓对半
   切开，其他水果切成大小适中的水
   果块。
2. 取盘，放入切好的草莓块、香蕉
   块、火龙果块，淋入酸奶即可。

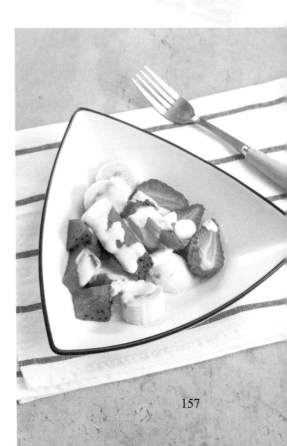

失眠多梦

失眠多梦，属心火。心主神明，心情焦躁或劳累过度等原因易导致心火，症状一般为失眠多梦、心悸、烦躁、口舌生疮等。

去心火怎么吃

心火旺盛，日常饮食中多吃绿豆、绿豆芽、慈姑、藕、百合等。中医认为，适当吃些味苦的食物有助于削减心火，如苦瓜、苦菜、苦笋等，也可以用绿茶或莲子心泡水喝，以解心火。

按摩劳宫穴泻心火

劳宫穴在手掌心的凹陷处，当第二、三掌骨之间偏于第三掌骨，握拳中指尖所指处即是。刺激劳宫穴可以快速有效地补益气血，协调心主神志活动的功能，泻心火必选此穴。可用两手大拇指互相按压，也可将两手心顶在桌角上按劳宫穴，时间自由掌握，长期坚持，可使心火下降。

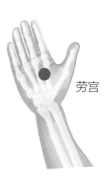

劳宫

摇头摆尾去心火

中医认为，心火旺的人常烦躁不安、嘴角长疮，容易患上感冒。通过摆动臀部，可以刺激督脉；通过转头摇头，可刺激大椎穴，舒经泄热，平复心情。

做法：两手扶膝，头向右摆，右肩向左腿方向内旋，身体左转，头与臀部反向运动，拉伸右侧背部肌肉，然后左右交换做，方法相同，左右对称。反复练习10次左右。这个动作也可以坐在椅子上练习，方法相同。

缓解失眠饮食推荐

莲子桂圆羹 安神助眠

材料 莲子、桂圆肉各30克，红枣
20克，冰糖适量。

做法

1. 莲子洗净，浸泡，去心；桂圆肉洗
净；红枣洗净，去核。

2. 莲子、桂圆肉、红枣一同放入砂锅
内，加适量水，小火炖至莲子熟
烂，加冰糖煮至化开即可。

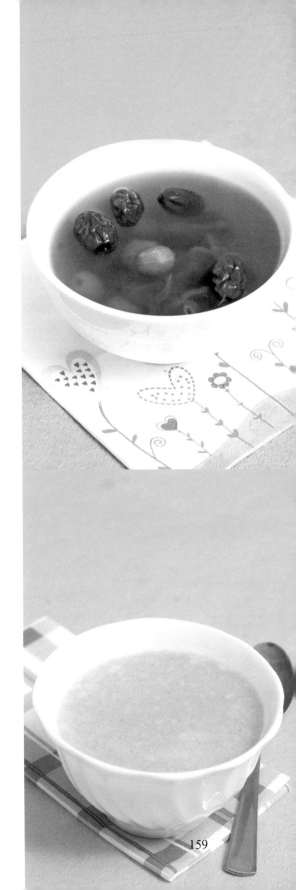

绿豆莲子米糊 清心促眠

材料 大米60克，绿豆30克，莲子
10个。

做法

1. 大米洗净，用清水浸泡2个小时；
绿豆洗净，用清水浸泡4~6个小
时；莲子去莲心，用清水浸泡2个
小时，洗净。

2. 将上述食材倒入全自动豆浆机中，
加水至上、下水位线之间，按下
"米糊"键，煮至豆浆机提示米糊
做好即可。

温度影响男人的
生殖能力

📱 扫码获取

☑ 食物营养学
☑ 养生运动
☑ 中医小课堂
☑ 健康小常识

高温会谋杀精子，可致不育

现代男人的精子质量在下降

国家卫生和计划生育委员会科学技术研究所曾公布一项数据，中国男性的精液质量，正在以每年1%的速度下降。与60年前的男性相比，现在男性每毫升精液的精子密度已经由1.31亿个下降到0.5亿个，减少了62%。

那些影响精子质量的因素

不良饮食。高热量食品、辛辣菜肴、大量饮酒都会通过伤害前列腺来"杀害"精子，因为精液的30%来自前列腺液。

电子辐射和久坐。前者会直接伤害睾丸；后者让睾丸温度升高，影响精子质量。

不良情绪，压力太大。焦虑、浮躁等不良情绪或压力太大都会影响内分泌，改变体内雌激素和雄激素的比例，影响精子质量。

此外，自慰过多或太久时间不过性生活等，都会对精子造成伤害。

精子质量下降会造成不育

一般来说，男性每次射精的精液量应该达到2~6毫升，含有4000万以上个精子，成活率在60%以上。精子质量下降后，不仅数量少了，成活率也低，跑得快的少，和卵子结合的机会少，自然会导致生育概率下降。

正常精子的状态

精子质量好不好，是男性全身健康的晴雨表。人体每天要产生1亿个精子，身体稍有风吹草动，它们的质量就会受到影响。所以身体状况好，精子质量就好；身体状况差，精子质量就差。

精液并非营养品

精液由精子与精浆组成，精浆的主要成分为水，约占90%以上，其他成分有脂肪、蛋白质颗粒、胺类、游离氨基酸、无机盐、酶类、碳水化合物等。如果拿食物与精液比，牛奶、豆浆、鸡蛋等的营养价值比精液高多了。从作用上来讲，精液不是营养物质，而是繁衍后代的需要。传统认为的"一滴精，十滴血"的说法，是没有科学依据的。

判断精子正常的指标

精液颜色。正常精液的颜色呈透明灰白色，如果禁欲时间长，可呈淡黄色，生殖道有炎症时，呈黄色，甚至精液中有血液。

精液量。每次排精量为2~6毫升，但受排精频率及次数的影响。精液量每次少于1毫升称为精液量减少，精液量每次多于6毫升称为精液量过多。这些都是异常情况。

液化时间。精液刚排出体外时呈凝胶状态，经过5~30分钟会变成液体状态，这一过程称为液化。黏稠而且不液化的精液，常见于有前列腺或精囊疾病的患者。

精子活力。若精子活力为A级>25%或A+B>50%，一般认为对生育没有影响。

精子形态。正常精液中异常形态的精子可达30%~40%，若精子畸形率>70%，则会造成不育。

高温：精子最大的杀手

温度是影响精子质量和数量的最主要因素。把笔记本电脑放在膝盖上用、长时间骑车或驾车、久坐等，都会导致阴囊温度升高。睾丸是最害怕高温的器官，高温会扼杀一部分精子。

高温会减少精子数量

精子最理想的生成和存活温度是比正常体温（37.3℃）低1℃~2℃。睾丸温度上升至38℃就不再生成精子；成熟精子温度上升至40℃，其中的蛋白质就会凝固坏死，像一个生鸡蛋被煮熟了。所以，保持舒适的温度对男人很重要。在此提醒要生育的男性，尤其要避免睾丸局部的高温，像厨师、司机，高温、高热的环境都可能影响精子质量。众所周知，睾丸是男性制造精子的重要器官，正常情况下，睾丸每天约产生上亿个精子。而睾丸对温度是极敏感的，温度越高，就越影响精子的质量和活动能力。

高温天气男性穿牛仔裤影响精子质量

夏季天气特别闷热，若不注意"裤裆温度"，随时有可能影响"造人"能力。如果不借助体外保护措施保护睾丸，睾丸制造精子的能力就会受到病理性伤害。

这里开出了几种自我保护的方法：

露天作业或旅游中途休息时，不要坐在灼热的沙滩或石凳上；

长途汽车司机或无空调办公者，在软坐垫上加用通风降温材料的坐垫；

厨师在灶间操作时，注意下身隔热保护；

生育旺盛期男性尽量减少泡超过42℃以上的热水浴或温泉浴。

水温降下来，精子更有活力

由于大都市生活工作节奏快，很多职场男性喜欢在工作之余泡个热水澡，以消除身体的疲劳感。但很多男性朋友不知道，这样做对睾丸很不利，还会影响性功能。

泡澡后行房射精无力

射精越有力、距离越远，一定程度上说明其体能越强劲，在性生活中越有出色表现。有些人喜欢先泡个热水澡，然后才行房。此时就会出现一个现象，即射精时没有"啪、啪"射出的感觉，而更像是慢慢流出来的。

究其原因，高温是主要问题：一来会让男性身体感觉慵懒，各项功能都"慢"下来；二来会引起前列腺腺体的充血肿大、压迫尿道，导致射精无力，在最兴奋时变为扫兴的流精。

洗澡后半小时再同房

泡澡后马上同房不仅会造成射精无力，而且会导致身体不适。

因为刚洗完澡阳气不能马上恢复，不利于进行房事。从现代性医学的角度看，洗热水澡会引起皮肤血管广泛扩张，使血液大量积存在皮肤内，这时过性生活，性器官会无法获得足够的血液供应，男性可能出现勃起不坚。而且泡澡会消耗体力，若没有完全恢复，勉强为之，易导致在性生活后出现头晕、乏力、心慌、恶心等症状。所以，男士晚上洗澡后最好先休息半个小时，一方面让身体完全干透，另一方面也能积蓄精力。若是泡热水澡，则需要更长时间的休息，然后再行房。

控制泡澡的水温和时间

如果泡热水澡，每周 1 次，温度以 37℃ ~ 41℃为宜，每次 15 ~ 20 分钟，每周累计不超过 30 分钟。有生育要求的男性最好半年内别泡热水澡，改用温水淋浴，水温最好控制在 34℃左右。

洗澡后这样做，增强肾功能

中国古代有一套养生功法叫铁裆功，此法不仅能温阳护肾，还能强身健体，助男性朋友青春不老。

铁裆功的口诀只有一句话，即"双手常握两颗梨，左右旋转不停留"，指的是男性要经常用双手揉按两个阴囊，这是一个很好的固肾养阳方法。

方法：每天夜晚洗完澡后，躺在床上，用双手握着阴囊，轻轻地揉一揉，左 100 下，右 100 下。揉至微微发热就可以，不要太用力。

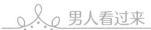 男人看过来

男性内裤不宜过紧

男性切忌选择过紧或不透气的内裤，以免导致睾丸与大腿、外裤过度摩擦，或导致睾丸温度升高进而影响精子的生成或质量。

频繁蒸桑拿会造成"死精"

冬天到了，泡泡热水澡、蒸个桑拿，既舒服又解乏，对很多男性来说，真是件惬意的事情。理论上说，42℃～50℃的热水浴能放松肌肉，恢复并改善身体内脏器官的局部血液循环，尤其是在疲劳状态下，对身体恢复非常有益。然而，不恰当的高温会对男性最重要的器官——睾丸造成严重损害。

频繁蒸桑拿坏处大

国外曾有一项研究，将雄性动物置于38.5℃的高温环境下55分钟，随后发现其交配与生育力明显下降。若将雌性动物置于相同条件下，则会导致发情周期异常和胎儿死亡率升高。据了解，这项研究也证实，若有一次发烧超过38.5℃，对精子的抑制作用可持续6个月以上。此外，男科医生也经常强调，阴囊内睾丸的温度要比体温低2℃左右，超过37℃的温度就会对其造成损害。首先影响的是生精细胞，长期高温会对生育能力造成不可逆的损害，甚至影响产生雄激素的睾丸间质细胞，继而影响男性性功能。另外，频繁蒸桑拿也会减少保护皮肤的脂性成分，造成皮肤干燥瘙痒，而男性本身就不太在意皮肤状况，更谈不上用护肤产品。

男性蒸桑拿应适度

建议男性不要频繁地蒸桑拿，每周1次是个适度的频率，且温度不要超过50℃，每次时间以15～20分钟为宜，每周累计最多不超过30分钟。经常接触高温的职业（如锅炉工、电焊工等）应做好降温防护，职业司机最好避免久坐，以免影响睾丸散热。

裆部冷下来，生殖功能强

阴囊是睾丸的"温度调节器"

男性的阴囊具有温度调节的功能，就像一台"空调"，调节着整个生殖器官的温度。

影响睾丸和精子温度的是阴囊

男性性腺需要低温环境才能产生精子，所以人类和其他哺乳动物一样，都有一个体外的"袋"——阴囊，为睾丸提供一个较低的温度。睾丸在阴囊内，阴囊会随着温度的升降而放松或收缩，以控制距离身体的远近来调节睾丸的温度，就像一台空调。当阴囊长时间受挤压或周围温度过高时，它就不能让睾丸和精子降温了。

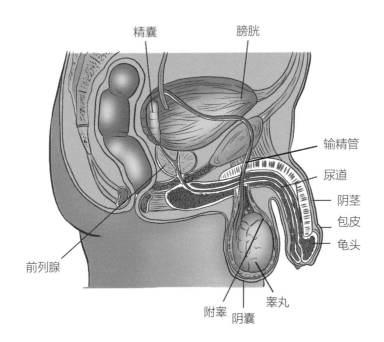

精囊　膀胱

输精管
尿道
阴茎
包皮
龟头

前列腺

附睾　阴囊　睾丸

睾丸的温度比人体其他部分低1℃左右，这是为了"冷冻"精子并保证精子质量的一个生理机制。

曾经有一名不育患者来查精子质量，第一次查精子活力不够，隔了两个星期再来查的时候，几乎没精子了。医生都好奇怪，追问他最近做了什么、吃了什么。患者说自己得了阴囊湿疹，去某医院做了几次中药熏蒸治疗。没想到对阴囊的高温熏蒸却要了精子的命。

中年男性阴囊收得越紧，身体越棒

我们经常看到六七岁的小男孩，阴囊收回去，提得很紧，早晨起来时，阴茎是立着的，这叫生机勃勃；但人到中年后，或者说身体状况不好、气虚时，阴囊是松弛下垂的。这其实是失去力量的象征。如果说一个中年男性的阴囊跟小孩一样，收得很紧，那么这个人的身体就很棒。

不让阴囊受压

虽然阴囊本身具有散热的功能，但是当阴囊长时间受挤压或周围温度过高时，它就不能让睾丸和精子保持在适宜的温度。

首先，应尽量避免在高温环境中停留过长时间，把笔记本电脑放在大腿上用、长时间骑车或驾车、久坐等，都会导致阴囊温度升高，所以应尽量避免。

其次，应该保持局部干燥凉爽，不要穿化纤的内裤和紧身牛仔裤，内裤宜宽松舒适透气，最好穿纯棉内裤，注意及时换洗，尤其在运动后。平常洗澡的时候一定要清洗夹缝，不过应避免使用肥皂。

食物营养学
养生运动
中医小课堂
健康小常识

扫码获取

如今久坐不动的上班族大有人在，久坐会使臀部长期受压，肯定会造成气机不畅、血脉瘀滞。血脉瘀滞造成的危害可大了，如引起肌肉酸痛、僵硬、萎缩、痔疮、前列腺炎、盆腔炎等。现在程序员也容易发生不育，这倒不是电脑辐射的原因，而是长期静坐的生活方式对睾丸的生精功能造成了一定的影响。

憋、压、冷都伤害前列腺

如今，前列腺炎已经和慢性咽炎、感冒、扁桃体炎一样成了常见病。前列腺主要有三个作用：排尿、性生活、分泌前列腺液。它一旦发炎，会严重影响男性正常生活。

大家都知道，司机易出现前列腺问题，但近些年，从事互联网行业等白领一族，也开始受到前列腺疾病的困扰。折磨前列腺的主要是憋和压。经常憋尿容易让尿液流入前列腺，引发前列腺炎。长期没有性生活，容易导致前列腺反复充血，形成充血性前列腺炎。久坐会导致前列腺充血，加重排尿困难。

此外，寒冷也易引发前列腺炎。虽然男人的睾丸害怕高温，但前列腺恰恰相反，最怕冷，一受凉就会"感冒"。天气寒冷时，前列腺腺体会收缩，导致腺管和血管扩张，造成慢性充血，尿道内压不断增加，严重时可引起逆流。尿道情况的变化还会加重前列腺液的淤积，诱发前列腺疾病或加重原有病情。

保护前列腺关键要告别久坐

要想保护好前列腺，最为关键的一点就是：告别久坐，也不要坐冰冷的椅子。有些人走累了，喜欢在路边或公园冰冷的椅子上休息。尤其是秋冬季，早晚很冷，椅子上还有露水，即使只坐两三分钟，前列腺都会打个寒颤。

对于久坐族来说，要尽可能多地做下肢活动，且平时不要一次坐得过久，应每坐 1 个小时就起来活动 8 分钟。若实在没时间，经常爬楼梯也是不错的选择。以下下肢活动对久坐族很有益：

活动双腿：对于中老年人来说，每次坐半小时至 1 个小时就应该站起来活动双腿，且连续坐着的时间最好别超过 2 个小时。

下蹲运动：每隔 1 个小时要起立做 10 次简单的下蹲运动，以改善下肢静脉回流。

热水坐浴缓解前列腺炎

一旦发现排尿时有尿频、尿急、尿不尽的感觉，应该及时到正规医院去检查。千万别出现一些症状就自己吓自己，80% 的人其实都是因为受到心理的影响而加重症状。疼得厉害的话，可以试着在家里通过坐浴来缓解症状：打半盆温水，坐到上面，最好托起睾丸（因为高温对睾丸有不良影响，会影响精子的生成），一般 15 分钟，症状会减轻。

而有慢性前列腺炎病史的人，在气温骤降时要赶紧换上厚裤子，保持会阴部和小腹部温暖、干燥。晚上临睡前，可以用温水袋在会阴部反复按摩，或热水坐浴 15 分钟左右。这样有助于降低盆腔的肌肉紧张，顺利排出尿液，减轻排尿压力。

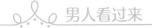 男人看过来

危险骑行

如果你经常骑自行车的话，应保证安全。这里的安全不是指路上安全，而是坐垫下的安全。所以，选个合适的坐垫，坐垫太窄，骑车时身体大部分重量会落在阴囊与肛门间，也就是会阴处，该部位血液和神经管道如长时间受压将不能正常工作，若连续骑车超过 20 分钟，会阴部产生刺激感就应该警惕了。这种状况长时间不改变的话，最终会导致阴茎勃起障碍或前列腺炎，反过来前列腺炎也会对睾丸生成的精子质量造成影响。

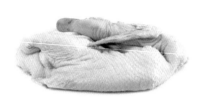

饮食冷下来，减少疾病风险

鸭肉

味甘、微咸，性偏凉，
入脾、肺、肾经

滋五脏之阴、清虚劳之热、补血行水、养胃生津、止咳息惊、利尿消肿。

鸭肉最大的特点就是可以清热去火，所以夏喝鸭汤最宜，既能补充营养，又可祛除暑热。尤其是低热、虚弱、食少、大便干燥和水肿者，喝鸭汤最为有益。而且鸭肉中所含的脂肪主要是不饱和脂肪酸和低碳饱和脂肪酸，所以肥胖者也可以吃些柴鸭、瘦鸭，一饱口福。

常吃降低体温的寒凉性食物

食物妙用

如果体热且经常上火，可以选择清炖鸭或者盐水鸭等烹调方法。

食用提醒

如果用来炖食，以可溶性物质较多的老鸭为首选。

不宜人群

鸭肉性凉，脾胃虚寒、腹部冷痛者不宜多食。

鸭肉荸荠清热养阴方

材料 瘦鸭一只，水发海带、荸荠各500克。

制法 瘦鸭去头及内脏，切块，砂锅炖至半熟，加水发海带和去皮切块的荸荠，文火炖熟，捞去浮油。

用法 分次吃肉喝汤。

主治 适用于阳热亢盛、阴液亏虚引起的高血压、高脂血症、心脑血管硬化等症。

冬瓜鸭块粥 清热祛湿，除斑

材料 大米 100 克，冬瓜、鸭肉各 150 克，干贝 25 克，香菇 60 克，荷叶 15 克，陈皮 2 克，酱油 5 克。

做法

1. 大米洗净，浸泡 30 分钟；干贝去除老筋，泡开，撕碎；鸭肉洗净，切块，煎香；冬瓜去皮、瓤，洗净，切块；香菇洗净，切片。

2. 锅内加适量清水烧开，加入大米，大火煮开后转小火，放入香菇片、冬瓜块、鸭肉块、荷叶、陈皮及干贝。

3. 鸭肉熟透、米粥浓稠时加入酱油调味即可。

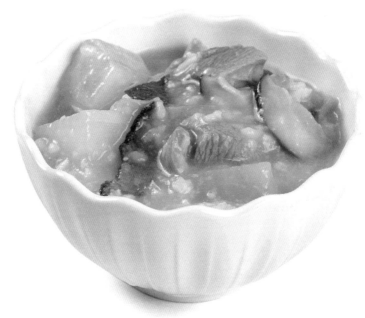

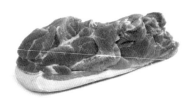

猪肉

味甘、咸，性平微寒，入脾、肾经

补中益气、滑润肌肤、益精髓、滋阴、补心肺、解热毒。

《随息居饮食谱》中说，猪肉能"补肾液，补胃汁、滋肝阴、润皮肤、利两便、止消渴"。

《罗氏会约医镜》中也说："其肉气味最佳，能引人多食饭食，长气力，倍精神。"

食物妙用

猪肉最好炖煮着吃，因为猪肉经长时间炖煮后，脂肪减少30%~50%，不饱和脂肪酸却增加了，而胆固醇含量则大大降低。

豌豆苗和猪肉一起食用，起到利尿消肿、止泻止痛、帮助肠胃消化等作用。

枸杞子与猪肉炖食可滋补肝肾、益精明目、安神，适合视力减退、神经衰弱等患者。

食用提醒

用猪肉熬汤时，应撇去浮油。

不宜人群

肥胖者、高血压患者、中风病人以及肠胃虚寒者，都应慎食或少食。

莲子百合润肺肾方

材料 猪瘦肉250克，莲子、百合各50克。

制法 将猪瘦肉、莲子、百合一起放锅内加水熬汤，调味服食。

用法 每天一次，连服七天。

主治 猪肉莲子百合汤有益脾胃、养心神、润肺肾、祛痰止咳之功效，可治疗干咳烦躁、渴饮、失眠多梦、肺燥阴虚性慢性支气管炎。

苹果银耳瘦肉汤 补肾益精，健脑安神

材料 猪瘦肉500克，苹果2个，干银耳5克，芡实、薏米各20克，蜜枣4个，盐、姜片各适量。

做法

1. 苹果洗净，去皮、去核，切块；银耳用清水泡发，洗净，撕小朵；芡实、薏米分别洗净；蜜枣洗净，去核；猪瘦肉洗净，焯水，切块。

2. 苹果块、银耳、芡实、薏米、蜜枣、瘦肉块、姜片放入锅中，加入适量清水，大火煮沸，改小火煲2个小时，调入盐即可。

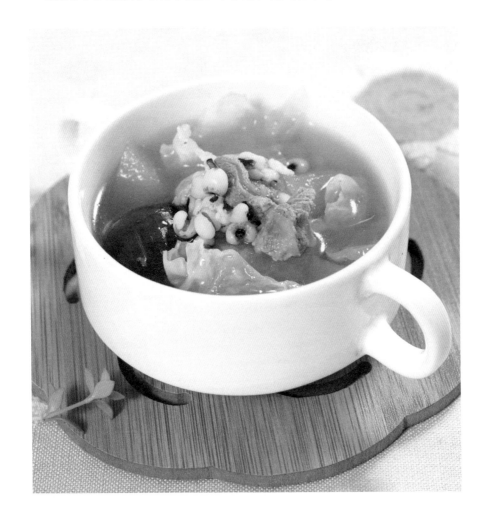

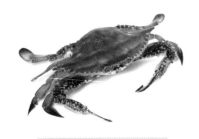

螃蟹
味咸，性寒，入肝、胃经

清热散血、滋阴益气、养筋理筋、补骨髓、充胃液。

中医认为，蟹肉味咸性寒，有清热散血、滋阴益气、养筋理筋、补骨髓、充胃液的功能。适合于癌症患者中的血瘀者、头颈部癌肿因放射治疗咽喉疼痛者、肝癌者、胃癌者等各种癌症康复期患者食用调养。

食物妙用

螃蟹最好是蒸着吃。因为蒸螃蟹温度高，不但熟得快，而且可杀死螃蟹身上的微生物和寄生虫，还可以保持蟹体的完整，使其色泽红润明亮、营养充分。

食用提醒

蒸蟹时可放一些紫苏叶，因为紫苏能解鱼、蟹毒。吃蟹时，须用姜醋调味，既可帮助消化，又有助于杀菌，还能中和螃蟹的寒性。

不宜人群

蟹肉性寒，不宜多吃，脾胃虚寒者尤其要注意；患有正在发炎或化脓的外科疾病、皮肤风疹块、经常性腹痛的人，都应忌吃螃蟹。

河蟹地黄滋阴利咽方

材料	鲜河蟹1只，生地黄30克。
制法	鲜河蟹、生地黄加适量清水，用小火煮熟。
用法	去渣喝汤。
主治	适用于肾阴虚和慢性咽炎。

清蒸螃蟹 补养肝肾

材料 螃蟹2只，醋、白糖、味精、香油、生姜各适量。

做法

1. 蒸蟹前，先用刷子把关节处刷洗干净，再用干净的棉线将螃蟹绑住，放在盘中摆好。

2. 生姜洗净，切成两半，一半切片（5片），另一半切末，将姜片放在螃蟹上，端到蒸锅上蒸熟。

3. 锅置火上，倒入醋和姜末，烧沸，关火，加白糖、味精、香油，制成蘸料，放在碗碟里即可。

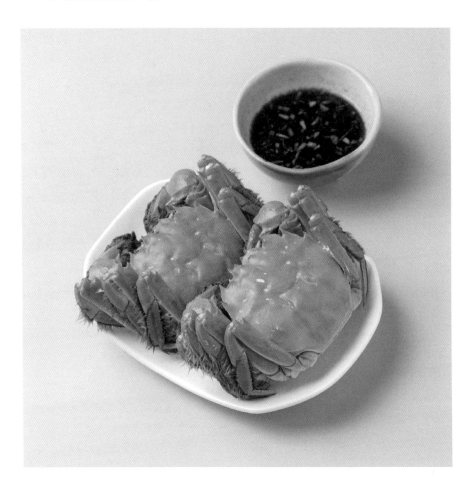

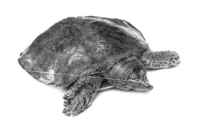

甲鱼

味甘，性平，入肝、脾经

滋阴凉血、清热散结、补肾益肾。

甲鱼学名叫鳖。《中华本草》中说："鳖甲滋阴清热，潜阳熄风，软坚散结，主治阴虚发热。"中医认为，甲鱼可防治身虚体弱、肝脾肿大、肺结核等症，适合久病体虚、消瘦烦渴的人来调补。肿瘤患者久病体虚，放疗、化疗之后出现口干舌燥、小便短赤、五心烦热、消瘦乏力，也适合吃甲鱼。

食物妙用

甲鱼最宜蒸煮、清炖着吃。

驴肉和甲鱼均是滋补肝肾的佳品，两者一起制汤食用，可滋补肝肾、滋阴凉血。

红枣和甲鱼一起食用，高蛋白、低脂肪，可增强抵抗力，改善免疫功能。

食用提醒

甲鱼不宜多吃久吃，以免适得其反。一般来说，每周吃一两次即可，连续食用也不要超过半个月。

甲鱼一定要熟透之后才能吃，未熟透的甲鱼体内富含的组氨酸会分解成组胺，食用后易发生中毒。

不宜人群

甲鱼性偏寒，因此腹满厌食、大便溏泄、脾胃虚寒者不宜吃；有水肿、高脂血症的人也不宜吃。

甲鱼枸杞滋阴益气方

材料 甲鱼1只，枸杞子、沙苑子各50克。

制法 甲鱼去头及内脏，切块；与枸杞子、沙苑子，共煮至肉烂。

用法 吃肉喝汤。

主治 可用于气阴两虚、肝肾不足（表现为气短乏力、腰膝酸软、手足心热、白细胞下降等）等症。

枸杞子甲鱼汤 滋阴养颜，延缓衰老

材料 甲鱼1只，枸杞子15克，葱段、姜片各5克，料酒10克，盐3克，鸡汤400克，花椒少许。

做法

1. 将活甲鱼宰杀，沥净血水，去内脏，洗净，将净甲鱼放入沸水中烫3分钟，捞出，刮去裙边上黑膜，剁去爪和尾，去背壳，切块。

2. 甲鱼肉放入蒸盆中，加入枸杞子、盐、料酒、花椒、姜片、葱段、鸡汤，盖上背壳，入笼蒸1个小时取出，趁热服食即可。

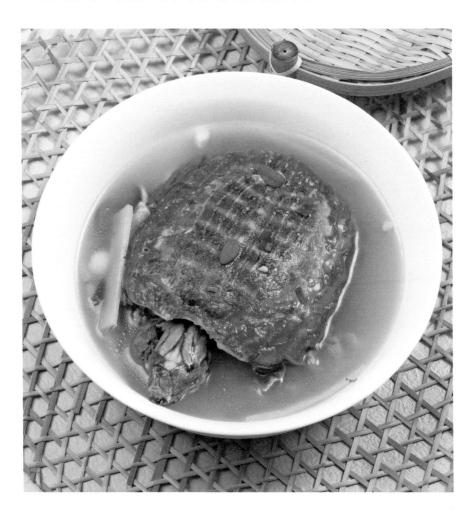

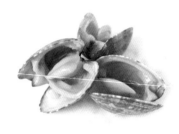

蛤蜊
味咸，性寒，入胃经

滋阴润燥、利尿消肿、软坚散结、解酒止渴、固精潜阳。

蛤蜊肉质鲜美无比，被称为"天下第一鲜""百味之冠"。蛤蜊不仅味道鲜美，而且营养丰富，含有蛋白质、脂肪、铁、钙、磷、碘、氨基酸和牛磺酸等多种成分，是一种低热量、高蛋白，能预防中老年人慢性病的理想食品。

食物妙用

蛤蜊乃鲜食，一般以保持其原汁原味为珍，多用蒸、煮、炙、带壳炒或薄汁爆、酒渍等法烹制。鲜蛤蜊经蒸或煮，去壳及杂质后晒干，可制成蛤蜊干，名曰"蛤仁"。烹调前，先将"蛤仁"用温水浸泡，使其回软以恢复原形，洗净后，便可食用。

食用提醒

不要食用未熟透的贝类，以免传染上肝炎等疾病。

蛤蜊本身带有天然食物的鲜味，加了味精会破坏其原有的鲜味，起到相反的效果。

蛤蜊最好不要和啤酒等一起吃，以免诱发痛风。

蛤蜊属于高嘌呤食物，无论是急性期还是缓解期，痛风患者均应少吃或避免吃这类食物。

不宜人群

蛤蜊性质寒凉，阳虚体质、脾胃虚寒、腹痛、泄泻患者忌食。

--- 百合玉竹滋阴益气方

材料 蛤蜊肉100克，百合、玉竹、淮山药各30克。

制法 蛤蜊肉、百合、玉竹、淮山药同煮汤食用。

用法 喝汤。

主治 可治口干、干咳、心烦、手足心发热等症。

排骨蛤蜊山药汤 滋阴润燥，清肝明目

材料 猪排骨 150 克，带壳蛤蜊 300 克，山药 100 克，葱段、姜丝、枸杞
子、醋、胡椒粉、料酒、盐、香油各适量。

做法

1. 将蛤蜊放入淡盐水中使其吐净泥沙，然后洗净，煮熟备用；猪排骨洗净，
   剁成块；山药去皮，切块。

2. 锅内加适量清水煮沸，放入少许姜丝、葱段、料酒和排骨块焯熟捞出。
   排骨块捞出后用凉水冲洗，沥水备用。

3. 锅置火上，倒入足量水，放入排骨块、山药块、姜丝和枸杞子，淋入醋
   煮沸，转小火煲约 2 个小时。

4. 再放入蛤蜊煮沸，用盐、胡椒粉和香油调味即可。

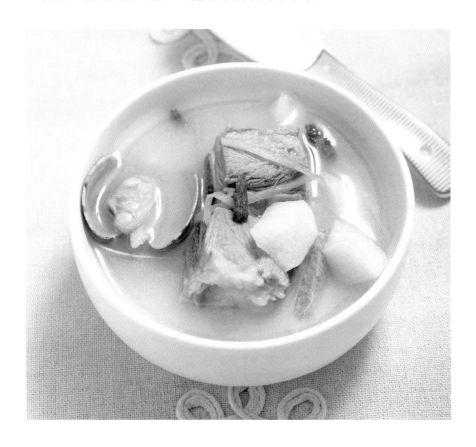

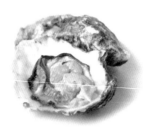

牡蛎
味甘、咸，性微寒，入肝经

养阴潜阳、滋补虚损、镇惊安神、散结软坚、涩精敛汗。

牡蛎（粤港澳俗称蚝）既是食物，也可入药。《本草纲目》记载，吃牡蛎肉"能细洁皮肤，补肾壮阳"。现代营养学认为，牡蛎富含蛋白质、维生素A、烟酸，尤其是富含锌，每百克蚝肉含量高达100毫克。锌和男子生殖器官的生长发育、精子的生成及正常性功能均有密切的关系。所以，男性常食牡蛎可提高性功能及精子质量。

食物妙用

牡蛎可以和山药、芡实、莲子、猪肉一起煮，能治疗肾亏。还可以将牡蛎和甲鱼一起炖，或者做韭菜炒牡蛎肉，放一点牛肉或羊肉，达到蛋白互补，口感也非常好。

牡蛎和鸡蛋中均含有丰富的钙质，一起食用，能促进骨骼生长，还有很好的壮阳功效。

小米和牡蛎一起食用，可以起到蛋白质互补的作用。

食用提醒

煮熟的牡蛎，壳是稍微打开的，这表示煮之前是活的。

牡蛎最好吃新鲜的，否则容易导致食物中毒。

不宜人群

患有急慢性皮肤病或脾胃虚寒者忌食牡蛎。

牡蛎芡实固精止泻方

材料 煅牡蛎50克，莲须10克，芡实20克。

制法 煅牡蛎、莲须、芡实水煎。

用法 水煎服，每日2次。

主治 煅牡蛎是用牡蛎炮制成的中药，具有收敛固涩的作用。适合滑精、早泄者。

牡蛎炒鸡蛋 促进消化，防便秘

材料 牡蛎肉、柿子椒各 50 克，鸡蛋 2 个，胡萝卜 70 克，盐 3 克，葱花、
姜片各 5 克，料酒、植物油各适量。

做法

1. 牡蛎肉用盐水浸泡；柿子椒、胡萝卜洗净，切小块备用。

2. 锅中加水煮开，放入牡蛎肉煮 1 分钟，捞起；鸡蛋打散，炒熟，盛出。

3. 锅中余油爆香葱花、姜片，放入胡萝卜和柿子椒，再倒入鸡蛋和牡蛎肉
同炒，烹入料酒和水，加盐调味，翻炒均匀即可。

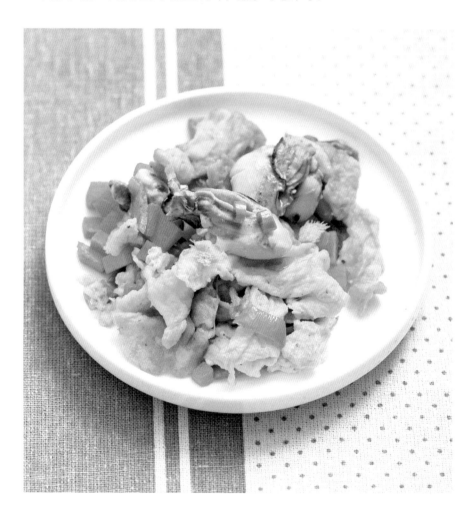

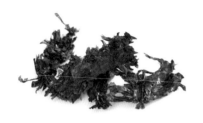

紫菜
味甘、咸，性寒，入肺、脾、膀胱经

清热化痰、补肾养心、利水肿、软坚散结。

中医认为，紫菜尤其适合甲状腺肿大、水肿、慢性支气管炎、咳嗽、淋病、瘿瘤、脚气、高血压、肺病初期、心血管病和各类肿块、增生的患者食用。

食物妙用

紫菜常用来打汤，既美味又富营养。如果在紫菜汤中加个鸡蛋，则有利于人体对铁的吸收；紫菜汤里加些虾皮，补碘又补钙；紫菜汤里加些虾仁，有壮阳的功效；紫菜加海带和瘦肉一起煮汤，具有滋阴清热、化痰散结、延年益寿的作用。

食用提醒

食用前最好用清水泡发，并换一两次水，以清除污染物。

不宜人群

紫菜性寒凉，因此肠胃消化功能不好或者腹痛溏便者宜少吃。

茄子大蒜降压消脂方

材料 茄子 200 克，水发紫菜 25 克，大蒜 10 克、香油适量。

制法 将茄子、水发紫菜、大蒜蒸熟，调味后淋入少许香油。

用法 直接食用。

主治 有降血压、清肠消脂的功效，特别适合高血压、糖尿病等疾病患者食用。

紫菜包饭 （增强骨质）

材料 熟米饭 100 克，干紫菜片 10 克，黄瓜、胡萝卜各 50 克，鸡蛋 1 个，盐、香油、酱油各适量。

做法

1. 熟米饭中加盐和香油搅拌均匀；鸡蛋煎成蛋皮，取出后切长条；黄瓜洗净，切条；胡萝卜洗净，去皮，切条，焯熟。

2. 取一张紫菜铺好，放上米饭，用手铺平，放上蛋皮条、黄瓜条、胡萝卜条卷紧后，切成 1.5 厘米长的段，最后蘸酱油食用即可。

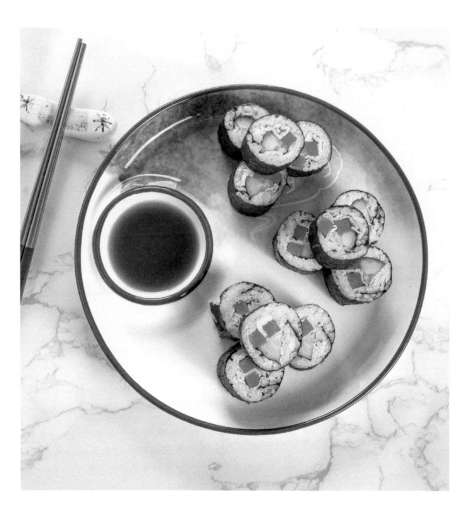

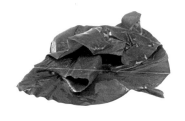

海带

味咸，性寒，入肝、胃、肾、肺经

主要功效

消炎退热，散结消痰，平喘利水，祛脂降压。

中医入药时将海带称为昆布，《本草经疏》上说："昆布，咸能软坚，其性润下，寒能除热散结，故主十二种水肿、瘿瘤聚结气、瘘疮。"中医认为，海带可治痈肿、宿食不消、小便不畅、咳喘、水肿、高血压等症，常食可长寿。

食物妙用

海带清洗干净后，根据实际情况用水浸泡，并不断换水，一般用清水浸泡6个小时左右。如果浸泡时间过长，营养价值就会降低。

海带和绿豆都有降压、调脂的作用，两者一起食用，对心脑血管病有益。

银耳有滋阴清热、润肺止咳、补肾强心的作用，和海带一起食用，能起到润肺疏肝、健脾补肾的良好效果。

食用提醒

吃海带后不宜喝茶或吃酸涩的水果，这两种食物会阻碍人体对铁的吸收。

干海带上的白霜不是霉菌，而是营养物质甘露醇，甘露醇能溶于水，所以海带不要在水中浸泡过长时间。

不宜人群

患有甲亢的病人不宜吃海带，以免加重病情；另外，脾胃虚弱的人不宜多吃海带。

海带滋阴利咽方

材料 海带300克，白糖10克。

制法 海带洗净切丝，用沸水烫一下捞出，加白糖腌3日。

用法 每日早、晚分食30克，可佐餐。

主治 该方可改善慢性咽炎，尤其适合咽干心烦、手足心热、阴虚内热型的慢性咽炎患者。

冬瓜海带汤 `利水消肿`

材料 冬瓜100克，海带50克，鸡精、盐、米醋、香油、葱花各适量。

做法

1. 冬瓜去皮及子，切片，洗净；海带用温水浸发，冲洗干净，切片。

2. 锅中加水，放入海带和冬瓜煮沸，再继续煮10分钟，加鸡精、盐、米醋、葱花调味，淋入香油即可。

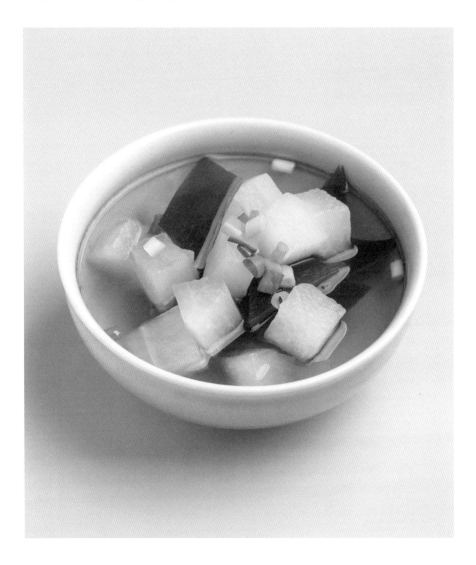

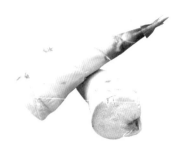

竹笋

味甘，性微寒，入肺、胃经

主要功效

清热化痰、消食和胃、解毒透疹、和中润肠。

唐代名医孙思邈在《千金方》中指出：竹笋"味甘，性微寒，无毒，主消渴，利水道，益气力，可久食"。明代药物学家李时珍在《本草纲目》中认为竹笋有"化热、消痰、爽胃"之功效。清代养生学家王孟英在《随息居饮食谱》中认为笋"甘凉，舒郁，降浊升清，开膈消痰"。竹笋还具有清胃热、肺热及安神之功效，因而在食治食养中被广泛应用。

食物妙用

可以煲汤、炒肉、凉拌等。

食用提醒

竹笋中含有大量的草酸，影响人体对钙、锌的吸收和利用，大量食用会导致性欲下降和性机能减退。因此，男性不可过量食用竹笋。

如食用竹笋，烹制前先用大量沸水焯一下，这样可以去除大部分草酸。

不宜人群

《本草纲目》言："笋虽甘美，而滑利大肠，无益于脾。"故脾胃虚弱、大便溏薄者不宜食用。

竹笋香菇清热利尿方

材料 竹笋 150 克，黄花菜 100 克，香菇 25 克，生姜 5 克。

制法 将上述材料放入锅中加入水熬汤。

用法 每日 1 剂。

主治 可清热利尿、降压减脂，适用于虚劳发热、目赤昏痛、大便带血、小便不通、高血压、高脂血症等。

干贝竹笋瘦肉羹 消食和胃，强体质

材料　猪瘦肉 200 克，竹笋 50 克，干贝 30 克，鸡蛋 1 个，枸杞子 10 克，
　　　盐、葱花、高汤、植物油各适量。

做法

1. 猪瘦肉洗净，切末；鸡蛋打散备用；竹笋洗净，切丁；干贝、枸杞子分
别洗净。

2. 锅中倒油烧热，放入葱花、瘦肉末翻炒，倒入高汤，加入竹笋丁、干贝、
枸杞子，大火煮沸后转小火，煮至干贝熟透，调入盐，淋入蛋液稍煮
即可。

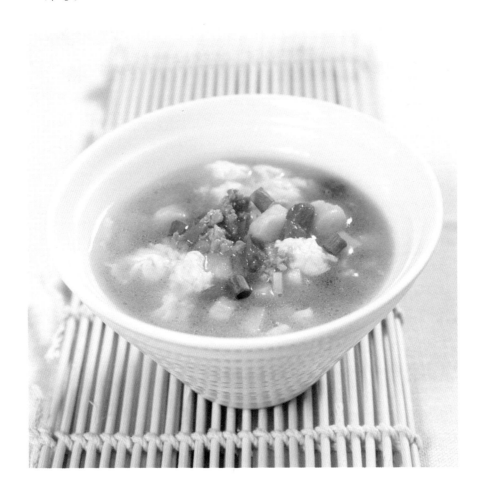

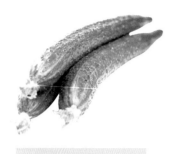

黄瓜

味甘，性凉，入肺、胃、大肠经

主要功效

清热解毒、生津止渴。

黄瓜是家庭餐桌上的"常客"。《本草纲目》中记载，黄瓜有清热、解渴、利水、消肿之功效。如果吃得过于油腻，容易烦躁、口渴、咽喉痛或痰多，吃些黄瓜就能解决这些问题。现代医学认为，经常食用黄瓜可美白肌肤，保持肌肤弹性，防治皮肤松弛；防止唇炎、口角炎发生。所以，黄瓜被称为"厨房里的美容剂"。另外，黄瓜还有帮助减肥、降血糖的作用。

食物妙用

为了促进排毒，可在饭前吃煮黄瓜。因为煮黄瓜具有非常强的排毒作用，如果最先吃进去，能加快新陈代谢，促进排毒。

把新鲜的黄瓜简单用糖腌一下，或者直接榨汁饮用，降压解暑效果非常好。

食用提醒

黄瓜发苦是不正常的现象，最好不要吃。

黄瓜根部含有较多的苦味素，苦味素有抗癌的作用，所以烹饪时不要把黄瓜根部全部丢掉。

不宜人群

黄瓜性凉，不宜过多生吃，尤其是脾胃虚弱、腹痛腹泻、肺寒咳嗽者都应少吃。

外用除眼袋方

材料 鲜黄瓜1根。

制法 鲜黄瓜洗净后捣碎，放入果汁机榨取黄瓜汁。

用法 晚上睡前，用棉球蘸黄瓜汁涂在眼袋皮肤上，汁干再涂，连涂3~5次，次日早晨用清水洗去。

主治 可消除眼袋。

蓑衣黄瓜 清热解毒，利水化湿

材料 黄瓜 300 克，熟白芝麻 5 克，红辣椒丝 15 克，盐、醋各 3 克，香油 2 克，白糖 1 克。

做法

1. 黄瓜洗净，去头尾，从一端开始朝同一方向切斜刀至黄瓜横截面 2/3 的地方，每刀间隔 2 毫米但不切断，一直切到另一端；将黄瓜反转 180°，再用同样的方法，从一端斜切至另一端。

2. 在蓑衣黄瓜中加入红辣椒丝、盐、醋、香油、白糖拌匀，放入冰箱腌渍 1 个小时，取出，撒熟白芝麻即可。

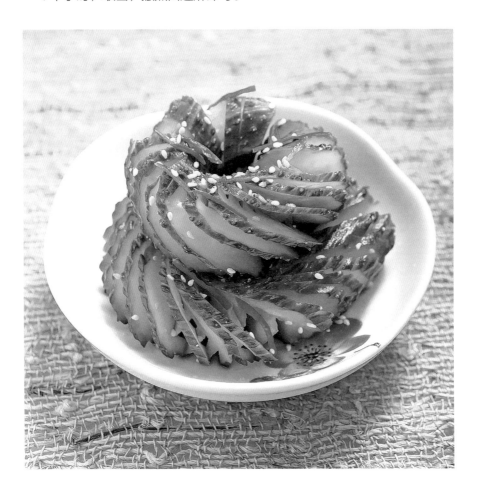

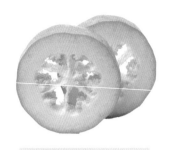

冬瓜

味甘，性寒，入肺、大肠、小肠经

解暑热、利小便、止渴除烦、消痰止咳。

冬瓜又称白瓜、寒瓜，《本草纲目》中说冬瓜主治小腹水胀，利小便，止渴。《日华子本草》言其"除烦，治胸膈热，清热毒痈肿"。用冬瓜煮粥服食，是民间治疗水肿的常用方，《粥谱》言其可"散热，宜胃，益脾"。

食物妙用

冬瓜吃法多样，可与多种食物搭配煮汤，如加赤小豆煮汤，可治疗各种水肿和利水减肥；加黑木耳煮汤可清热祛痰止咳；冬瓜皮含有大量营养成分有利尿消肿的作用，连皮一起煮汤更好。

冬瓜与少量生姜熬水，可以帮助风寒感冒的人补充水分，有化痰和止咳下气的作用。

冬瓜与白菜、海带、薏米搭配食用有润肠减肥、通便利尿的功效，适合痛风、肥胖、高血压及血脂异常患者食用。

食用提醒

冬瓜性寒不宜生食，烹制冬瓜时，盐要少放、晚放，这样饱腹感强、口感也好。

不宜人群

久病体弱、胃中虚寒或体质虚寒的人宜少吃冬瓜。

冬瓜赤豆改善肾炎方

材料 冬瓜 500 克，赤小豆 30 克。

制法 将冬瓜、赤小豆加适量水煮汤，不加盐或少加盐。

用法 食瓜喝汤，每日 2 次。

主治 可利小便、消水肿、解热毒。适用于急性肾炎水肿尿少者。

冬瓜薏米粥 清热消肿，祛斑美白

材料 鲜冬瓜 100 克，薏米、糯米各 30 克。

做法

1. 鲜冬瓜去籽、去毛，去皮，洗净并切块；薏米和糯米分别淘洗干净，都用水浸泡 4 个小时。

2. 锅置火上，倒入适量清水烧开，放入薏米、糯米大火煮沸，用小火煮 25 分钟，加冬瓜块煮熟即可。

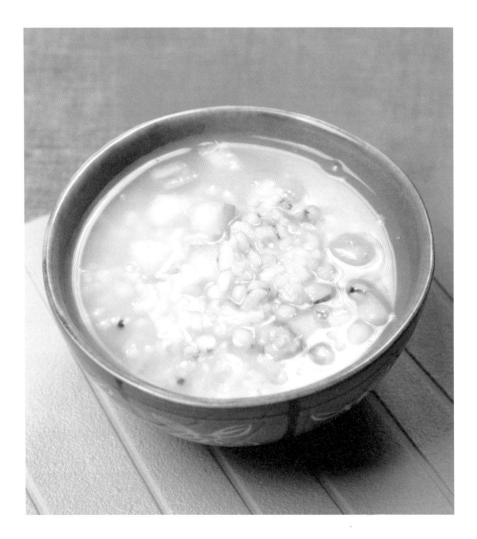

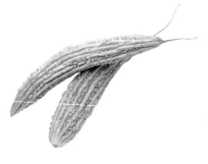

苦瓜

味苦，性寒，入心、脾、胃经

清热解毒、滋肝养血、益气壮阳、清心明目、润肺、补脾胃。

中医认为，苦瓜对中暑发热、烦热口渴、胃热痛、湿热痢疾及尿血等都有防治作用。夏季酷暑难耐，容易使人"心烦气躁"，出现心火亢盛的证候，即"上火"了。生食苦瓜可清暑泻火，解热除烦，所以夏季吃些凉拌苦瓜就可以很好地去火。现代医学研究证明，苦瓜具有降血糖、降血压、调节血脂、提高免疫力的作用。

食物妙用

把苦瓜做成苦瓜茶和苦瓜汁是最有利于身体的健康吃法。

食用提醒

烹调时为减轻苦味，可先把苦瓜切开，用盐腌片刻，然后炒食，这样既可减轻苦味，又可使苦瓜又翠又绿。

不宜人群

如果不是心火亢盛的病人，或者糖尿病患者已经发展到气阳不足的阶段，或者属于脾胃虚弱的人，就不宜多吃苦瓜。因为苦瓜味苦性寒，过多食用，可能伤及心脏和脾胃功能。

苦瓜茶降糖方

材料 苦瓜1条。

制法 将苦瓜切成1~2毫米的薄片，用平底锅干炒，把水分炒干；炒干后变成褐色，放凉后装入密封罐，在冰箱冷藏室保存（可保存2个月）。

用法 加热水浸泡后饮用。

主治 调节血糖。

肉片苦瓜 滋阴清热，降血糖

材料 苦瓜 100 克，鸡胸肉 50 克，葱花、姜末各适量，植物油 5 克，盐 3 克。

做法

1. 苦瓜洗净，去瓤，切片；鸡胸肉洗净，切片。
2. 锅内倒油烧热，炒香葱花、姜末，放入鸡胸肉片煸炒至变色，下入苦瓜片炒软，加盐调味即可。

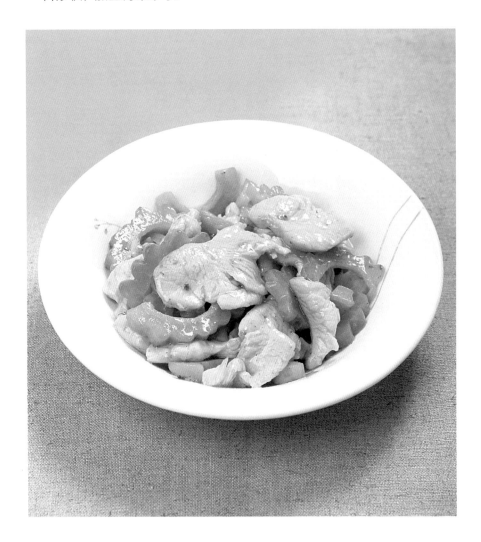

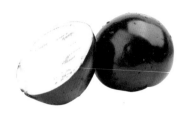

茄子

味甘，性凉，入胃、肠经

主要功效

活血化瘀、清热、止痛、消肿。

茄子属于寒凉性质的食物，特别适合夏天食用，有助于清热解暑，对于容易长痱子、生疮疖的人尤为适宜，对于治疗痔疮、皮肤溃疡等症也具有一定的疗效。《滇南本草》记载，茄子能散血、消肿、宽肠。所以，大便干结、痔疮出血以及患湿热黄疸的人，多吃些茄子，也有帮助。可以选用紫茄同大米煮粥吃。

食物妙用

烧茄子因加热温度较高，时间又比较长，不仅油腻难吃，而且也会损失维生素 C。

因此，为了保持茄子的丰富营养，建议多采用低温烹饪、减少用油量等健康的烹调方法。即使想吃烧茄子，也最好将茄子先蒸几分钟，减少用油量。

食用提醒

吃茄子时还要注意不要去皮，因为茄子皮含有 B 族维生素。而且有研究发现，茄子皮抗癌活性最强，其效力甚至超过了抗癌药物干扰素。

不宜人群

茄子性凉，肺寒常咳者请慎用，消化不好、容易腹泻的人不宜多吃。

缓解牙痛方

材料 茄子 500 克，盐 5 克。

制法 将茄子去蒂，洗净，蒸熟，撕成小瓣，加适量盐拌匀，腌渍入味。

用法 取适量用疼痛的牙齿紧紧咬住腌好的咸茄子。

主治 2~3 分钟后，牙痛感会逐渐减轻。

家常茄子 呵护心血管

材料 茄子 400 克，韭菜 50 克，蒜末、酱油、白糖各 5 克，盐 4 克，植物油适量。

做法

1. 茄子洗净，去柄、皮，切块，用水浸泡 5 分钟；韭菜择洗干净，切小段。

2. 锅置火上，放油烧至六成热，放入茄子翻炒，约 10 分钟后，加入盐、酱油、白糖调味。

3. 盖上锅盖烧一会儿，打开盖放入韭菜段翻炒至熟，出锅前放入蒜末，略炒即可。

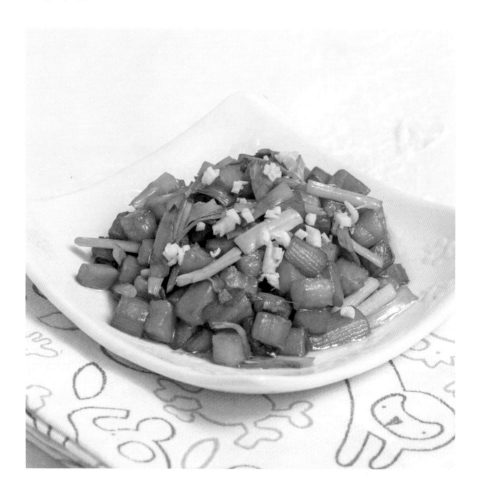

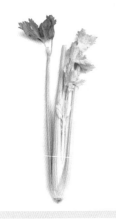

芹菜

**味甘、辛，性凉，
入肺、胃、肝经**

主要功效

清热、除烦、平肝、消肿、健胃、利尿、净血、调经、降压。

中医认为，芹菜主治高血压、头痛、头晕、暴热烦渴、黄疸、水肿、小便热涩不利等病证。《本草推陈》上说芹菜"治肝阳头昏，面红目赤，头重脚轻，步行飘摇等证"。《本草纲目》中还记载，芹菜与粳米煮粥，有"去伏热、利大小肠"的作用。春季肝阳易动，常使人眩晕目赤，此病患者常吃些芹菜粥，对降低血压、减少烦躁有一定好处。

食物妙用

芹菜叶味苦，可先用开水烫一下再做汤、菜。

芹菜适宜和坚果一起搭配食用，坚果可以补充芹菜欠缺的脂肪，同时由于芹菜富含膳食纤维，又能抑制摄入过量油脂，避免加重肠胃负担。

食用提醒

芹菜叶和芹菜根的营养成分含量尤其高，不能轻易丢弃。

芹菜中富含膳食纤维，不太好消化，肠胃不好的高血压患者吃芹菜的时候要多咀嚼。

不宜人群

芹菜性凉，脾胃虚弱，大便溏薄者不宜选用；芹菜还可杀精，使精子减少，活力下降，所以，青年男性不宜多食。

芹菜苹果清热降压方

材料 鲜芹菜 250 克，青苹果 1~2 个。

制法 将芹菜放入沸水中烫 2 分钟，切碎与青苹果榨汁。

用法 每次 1 杯，每日 2 次。

主治 适用于高血压患者。

什锦芹菜 促进消化

材料 芹菜 200 克，胡萝卜丝 100 克，香菇丝 20 克，冬笋丝 50 克，姜末 5 克，盐 4 克，香油 3 克。

做法

1. 将芹菜择洗干净，入沸水焯熟，过凉水，捞出沥干，切斜段，撒少许盐拌匀；将胡萝卜丝、香菇丝、冬笋丝分别放入沸水中焯透，捞出沥干。

2. 将芹菜段、胡萝卜丝、香菇丝、冬笋丝放入盘中，加入姜末、盐、香油拌匀即可。

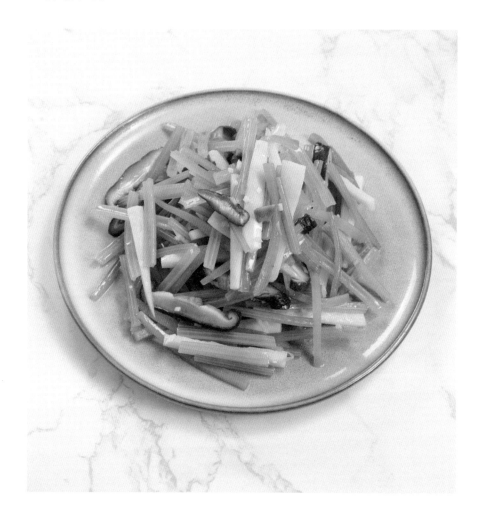

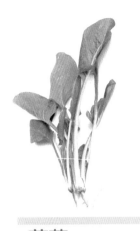

菠菜

味甘、涩，性凉，入肝、胃、大肠、小肠经

主要功效

润燥滑肠、清热除烦、生津止渴、养血止血、养肝明目。

中医认为，吃菠菜可以"通血脉、开胸膈、下气调中、止咳润燥"。菠菜常用于治疗肝经有热、头昏烦热、眼目昏花、痔疮便血、衄血、坏血病、消渴引饮、慢性便秘、口角溃疡、唇炎、舌炎、皮炎等症。痈肿毒发、酒癖成毒者也可多吃些菠菜。

食物妙用

菠菜可以炒、拌、做汤吃，每次用量为 100~250 克。或者当配料用，如姜汁菠菜、芝麻菠菜等。

食用提醒

菠菜含草酸较多，为了预防形成结石和影响人体对钙的吸收，吃菠菜时最好先用水焯煮并把水倒掉，以减少草酸含量。

菠菜根不仅含有纤维素、维生素、铁等多种营养成分，也是药食两用的好食材，因此吃菠菜时最好带根一起食用。

吃菠菜时，应该吃点海带或者其他蔬菜、水果等碱性食物，可促使其所含的草酸溶解排出，防止结石。

不宜人群

菠菜性凉滑肠，胃虚寒腹泻患者也不宜吃。

鸡内金菠菜改善糖尿病方

材料 鸡内金 15 克、菠菜 50 克。

制法 将鸡内金焙干，研末后用菠菜汤送服。

用法 每日 2 次，连服 2 周。

主治 可以辅助调理糖尿病。

清炒菠菜 补血，强体质

材料 菠菜 300 克，葱花、蒜末、植物油各适量，盐 2 克。

做法

1. 菠菜择洗干净，入沸水中焯烫 30 秒，捞出，过凉，切段。

2. 炒锅置火上，倒入适量植物油，待油温烧至七成热，放葱花炒香，放入菠菜段翻炒均匀，用盐、蒜末调味即可。

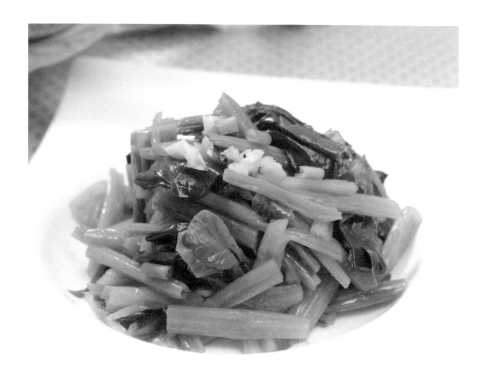

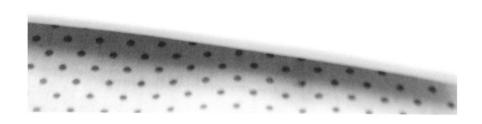

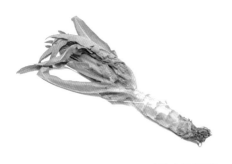

莴笋

**味略苦，性凉，入
肠、胃经**

利五脏、清胃热、
清热利尿、降压、宽
肠通便、消积下气、
镇静安眠。

中医认为，莴笋
可治疗小便不利、尿
血等疾病。现代医学
研究表明，莴笋含钾
量较高，有助于减轻
心脏的压力，对高血
压、心脏病患者有一
定的食疗作用；莴笋
含有大量纤维素，能
促进肠壁蠕动，利于
排便，很适宜便秘患
者常吃。

食物妙用

焯莴笋时一定要注意时间和温度，焯的
时间过长、温度过高会使莴笋绵软、不脆，
还会造成营养流失。

莴笋尤其是莴笋叶含大量叶绿素，具有
促进人体造血的功能，与含维生素 B 的牛
肉合用，具有调养气血的作用。

食用提醒

莴笋叶富含维生素 C，不宜扔掉；莴笋
怕咸，盐要少放才好吃。

不宜人群

莴笋中的某种物质对视神经有刺激作用，
因此有眼疾，特别是夜盲症的人不宜多吃；
莴笋性凉，脾胃虚寒的人应少吃。

莴笋治口干欲饮方

材料 莴笋 250 克、番茄 1 个（或黄瓜 1 条）。

制法 莴笋、番茄（或黄瓜）洗净后一同放入
果汁机中榨成汁。

用法 每日饮用 1 次。

主治 尤其适用于鼻咽癌、口腔癌等放疗后口干
欲饮者。

鸡蛋木耳炒莴笋 促消化，防便秘

材料 莴笋条 250 克，水发黑木耳 30 克，鸡蛋 2 个，葱花、蒜片、盐、鸡精、植物油各适量。

做法

1. 水发黑木耳择洗干净，撕成小朵；鸡蛋打入碗中，搅匀备用。

2. 炒锅置火上，倒入适量植物油，待油烧至七成热，将蛋液倒入，加葱花、蒜片炒香。

3. 放入黑木耳翻炒均匀，倒入莴笋条炒熟，用盐和鸡精调味即可。

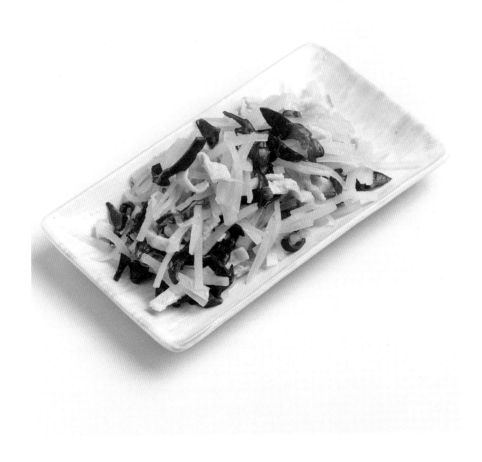

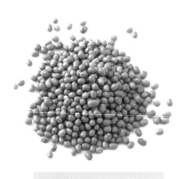

绿豆

味甘，性凉，入心、肝、胃经

主要功效

清热解毒、祛暑止渴、利水消肿、明目退翳、美肤养颜、安眠。

在中医里，绿豆被称作济世之谷，有解百毒之功。比如，绿豆能解酒毒、金石、砒霜、烟毒、煤毒、火毒、药毒、食毒以及暑毒、丹毒、疮毒诸毒。《本草纲目》中记载："绿豆，性味甘寒，治痘毒，利肿胀。"绿豆有清热解毒、去火消暑的功效。夏季常喝绿豆汤，既可防暑又可利湿祛邪。

食物妙用

如果为了清热解毒，需要把绿豆汤熬至酥烂，吃豆喝汤。

食用提醒

绿豆煮汤时间不宜过长（用高压锅只要15分钟即烂），豆粒不宜过烂，否则会使大量有机酸、维生素遭到破坏，降低清热解毒功效。

不宜人群

绿豆性凉，脾胃虚弱、肾虚腰痛和体虚寒者不宜多食。

绿豆外用方

材料	绿豆皮 30 克，冰片 1 克。
制法	先将绿豆皮炒黄，加冰片共研细末。
用法	外敷患处。
主治	适用于烧烫伤。

材料	绿豆粉 30 克，香油 5 克。
制法	取绿豆粉适量炒黄，用香油调匀。
用法	外敷患处，每日 2～3 次。
主治	适用于皮肤瘙痒。

猪肝绿豆粥 清热解毒

材料 新鲜猪肝 50 克，绿豆、大米各 100 克，盐 3 克。

做法

1. 绿豆洗净后用水浸泡 4 个小时；大米洗净，用水浸泡 30 分钟；猪肝洗净，切片。

2. 锅内加适量清水烧开，加入绿豆和大米同煮，大火煮开后转小火煮至九成熟，放入猪肝片，至粥熟后加盐调味即可。

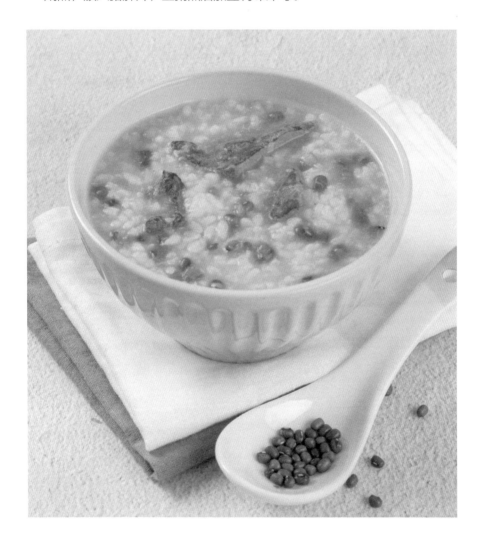

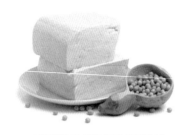

豆腐

味甘，性凉，入脾、胃、大肠经

主要功效

益气和中、生津润燥、健脾利湿、清热解毒。

中医认为，豆腐可以治疗赤眼、消渴、解硫黄、烧酒毒等。《本草纲目》上说豆腐"清热散血"；《随息居饮食谱》上说豆腐"清热，润燥，生津，解毒，补中，宽肠，降浊"。所以，豆腐对病后体虚、气短食少、肾虚小便不利或小便短而频数、淋浊、脾胃积热、痤疮粉刺、口干咽燥、肺热咳嗽、脘腹胀满、痢疾等疾病都有作用。

食物妙用

豆腐粥可清热解毒，非常适合中老年人食用。

食用提醒

豆腐虽好，但也不宜每天都吃，更不要一次吃得过多。

不宜人群

老年人和肾病患者、缺铁性贫血患者、痛风患者、动脉硬化患者等人群需要控制豆腐的食用量。另外，豆腐性偏寒，胃寒者和易出现腹泻、腹胀、脾虚的人以及常出现遗精的肾亏患者不宜多食。

芹菜豆腐清热生津方

材料 芹菜 20 克，豆腐 30 克，粳米 100 克，盐 5 克。

制法 煮粥。

用法 直接吃。

主治 此粥可清热生津、散瘀破结、消肿解毒、减肥美容，也可以用于急、慢性肺炎患者。

翡翠白玉汤 补脾强身

材料 油菜 100 克，豆腐 200 克，盐、鸡精各 3 克，香油适量。

做法

1. 油菜取叶洗净，切段；豆腐洗净，切成片，下锅焯烫后捞起。

2. 炒锅置大火上，倒入清水烧开后加入盐，放入油菜和豆腐片烧沸，加入鸡精，除去浮沫，淋香油，起锅盛入汤碗中即可。

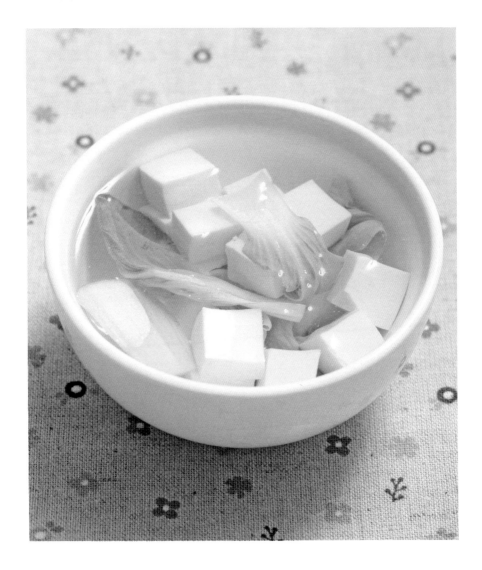

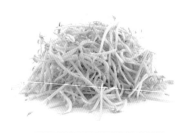

豆芽

味甘，性寒，入胃、三焦经

清热解毒、利尿除湿、健脾和胃。

虽然豆芽菜都性寒味甘，但功效不同。中医认为，黄豆芽健脾养肝，其中维生素B$_2$含量较高，春季吃黄豆芽可预防口角发炎，让人不上火，还能增强人体抵抗病毒感染的能力。绿豆芽能解暑热、调五脏、通经脉、解诸毒、利尿除湿，可用于饮酒过度、湿热郁滞、食少体倦。另外，绿豆芽在发芽过程中，维生素C、维生素B$_2$会大量增加，非常适合干冷冬季因阴虚燥热发生舌疮口炎的人食用。

食物妙用

在炒豆芽时一定要快火快炒，凉拌时最好焯一下就出锅，注意一定要放醋，以减少营养物质的流失。

食用提醒

豆芽性寒，烹调时应配上一点姜丝，以中和它的寒性。豆芽十分适合夏季食用。

烹调时油盐不宜过多，要尽量保持其清淡的性味和爽口的特点。

与黄豆芽相比，绿豆芽性更为寒凉，容易损伤胃气，且绿豆芽的纤维较粗，容易滑利肠道导致腹泻。因此慢性胃炎、慢性肠炎及脾胃虚寒者不宜多食。

不宜人群

脾胃虚寒者慎食。

绿豆芽清热除烦方

材料 绿豆芽 400 克，盐 5 克，白糖、味精、香油各 2 克。

制法 绿豆芽洗净去根，放入沸水中烫熟捞出，用冷开水过凉，放入盐、白糖、味精、香油拌匀。

用法 直接吃。

主治 此菜有清热除烦的作用。

黄豆芽紫菜汤 清热解毒

材料 黄豆芽150克，紫菜10克，蒜末5克，盐3克，香油4克，鸡精少许。

做法

1. 紫菜洗净，撕成小块；黄豆芽洗净。

2. 锅内放适量清水，下黄豆芽大火煮沸，转小火焖煮15分钟，下紫菜、蒜末、盐、鸡精、香油搅拌均匀即可。

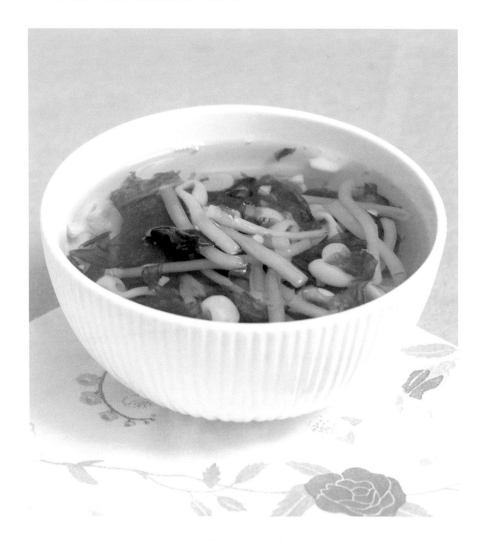

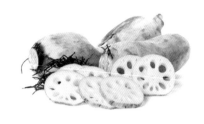

藕

味甘，性寒，入心、脾、胃经

清热润肺、消瘀凉血、开胃止呕、除烦解渴、健脾补胃、益血止泻。

《本草纲目》中把藕称作"灵根"。中医认为，生藕味甘性寒，可以清热润肺、消瘀凉血、开胃止呕，除烦解渴，适用于烦渴、酒醉、咯血、吐血等症；熟藕味甘性温，性由凉变温，失去了消瘀清热的性能，却能健脾补胃、滋阴润燥，有益血、止泻的功效，是一种很好的补品。

食物妙用

藕尖部分较薄，可以拌着吃。中间的部分适合炒着吃，较老的一般加工制成藕粉、甜食或炸着吃。

鳝鱼与莲藕一起食用，能促进蛋白质的吸收。

木耳有益气润肺、补气养血、利五脏等功效，与莲藕一起食用可滋补肾阴。

猪肚补虚损、健脾胃，莲藕益肾固精，两者合用适合气血虚弱的人食用。

食用提醒

如果藕发黑，有异味，则不宜食用。

藕切片后宜将其放入沸水中焯1分钟，然后捞出，用清水冲洗，这样能保持藕片大部分的营养成分和爽脆的口感。

不宜人群

脾胃消化功能低下、大便溏泄者不宜生吃莲藕。

莲藕清心润肺方

材料 藕 200 克，白糖 5 克。

制法 将藕放入榨汁机中，加适量糖、白开水榨汁饮用。

用法 每周饮用 3~5 次。

主治 可清心润肺，治热病烦渴不止。

莲藕冬瓜扁豆汤 清热，除痰湿

材料 莲藕块 380 克，冬瓜块 450 克，扁豆 75 克，盐、姜片各适量。

做法

1. 扁豆洗净，掰成两段。

2. 将适量水倒入锅中烧开，下莲藕、冬瓜、扁豆、姜片，煲开后改小火继续煲 2 个小时，加盐调味即可。

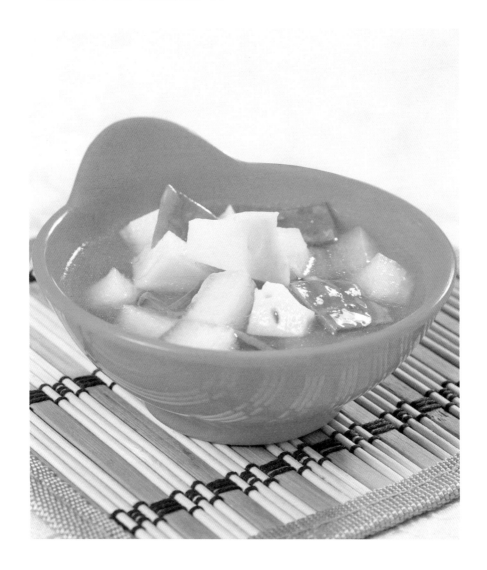

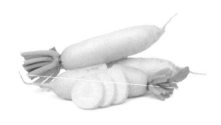

萝卜
味辛、甘，性寒，入肺、脾经

消食、下气补中、利脾膈、润肠胃、化痰定喘、清热消肿。

李时珍在《本草纲目》中提到萝卜能"大下气、消谷和中、去邪热气""萝卜化积滞，解酒毒，甚效"。萝卜顺气消食，可避免食滞。不过，萝卜适合热证的消化不良（过食辛辣、高热、肥甘厚腻之品，使得腹内积食难消、积滞成热，而导致泛酸、肠胃闷闷不舒、腹痛腹泻等）。寒证的消化不良适合用大蒜。

食物妙用

将新鲜萝卜生吃或加醋泡酸，或榨汁喝，都可以促进消化。不过，生吃要细嚼，才能使细胞中的有效成分释放出来。萝卜熟吃有益胃降气之效。

萝卜洗净切条或切片后凉拌食用，不仅简单少油，而且爽口又营养，有助于高血压患者减少脂肪的摄入。

食用提醒

萝卜中所含的钙有98%在萝卜皮内，所以，萝卜最好带皮吃。

不宜人群

由于萝卜性寒，脾胃虚寒或阴盛偏寒体质者不宜多食。此外，有十二指肠溃疡、胃溃疡和慢性胃炎的患者则忌食萝卜。

萝卜蜂蜜润肺止咳方

材料 大萝卜1个（约500克），蜂蜜100克。

制法 萝卜洗净去外皮，并挖空中心的肉，装入蜂蜜隔水蒸熟。

用法 早晚服用。

主治 可润肺、止咳、化痰，可防治感冒、支气管炎。

白萝卜牛肉粥 开胃消食

材料　牛肉、大米、小米、白萝卜各 50 克，盐、料酒各 3 克，葱末、姜末各 5 克。

做法

1. 大米、小米洗净，浸泡 30 分钟；牛肉洗净，切小块，放入姜末、葱末、料酒，冷水焯片刻取出；白萝卜去皮，洗净，切块。

2. 锅内加入适量水烧开，放牛肉块、小米和大米，大火煮开后转小火煮 20 分钟之后，加入白萝卜块，继续煮 20 分钟，加入葱末、盐调味即可。

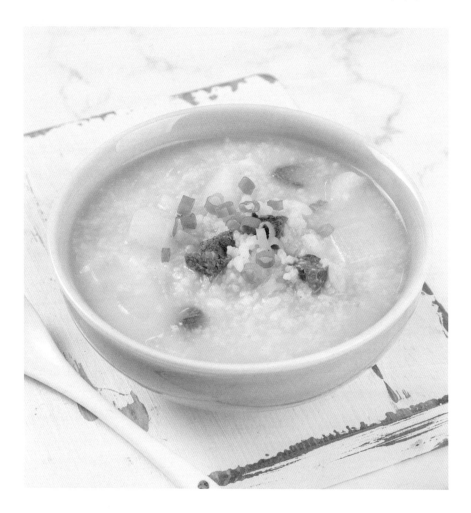

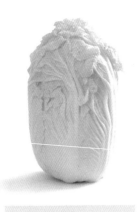

大白菜

味甘，性平、微寒，入肠、胃经

养胃生津、化痰止咳、清热解毒、消渴、利大小便。

《本草纲目》中说白菜甘温无毒，通利肠胃，除胸中烦，解酒渴，消食下气，治瘴气，止热气咳。中医认为，白菜对发烧口渴、口腔溃疡、支气管炎、肺热咳嗽、食积、便秘、小便不利等疾病都有很好的食疗效果；对于燥热体质、喉咙痛的人也很合适。现代医学认为，白菜有助于退烧并改善高热患者的全身状态。

食物妙用

切白菜时，宜顺丝切，这样白菜易熟。烹调时宜急火快炒，不宜用煮焯、浸烫后挤汁等方法，以免营养流失。

雾霾天适合吃白菜炒猪肝，白菜清热，猪肝富含维生素 A，两者配合对于预防雾霾造成的呼吸道黏膜损害有一定益处。

食用提醒

白菜最好是现做现吃，隔夜的熟白菜，即使加热后也要少吃或不吃。

在烹饪大白菜时，适当放点醋，可以使大白菜中的钙、磷、铁等元素分解出来，从而有利于人体吸收。

避免使用铜制锅具煮白菜，以免白菜所含的维生素 C 被铜离子破坏，降低营养价值。

不宜人群

胃寒腹痛、脾虚泄泻患者不宜多食。

白菜干润燥止咳方

材料 白菜干 100 克、豆腐皮 50 克、红枣 10 枚、盐 3 克。

制法 白菜干、豆腐皮、红枣共炖汤，用盐调味佐膳。

用法 每日 2 次。

主治 可以改善秋冬肺燥咳嗽。

大白菜粉丝汤 养胃生津，清热

材料 白菜丝 100 克，粉丝 50 克，葱末、盐、香油、味精、植物油各
适量。

做法

1. 粉丝剪成 10 厘米长的段，用温水泡软。

2. 锅置火上，倒油烧热，放入葱末煸炒出香味，加入白菜丝稍加翻炒。

3. 放入足量水、粉丝、盐煮开，放入味精调味，淋上香油即可。

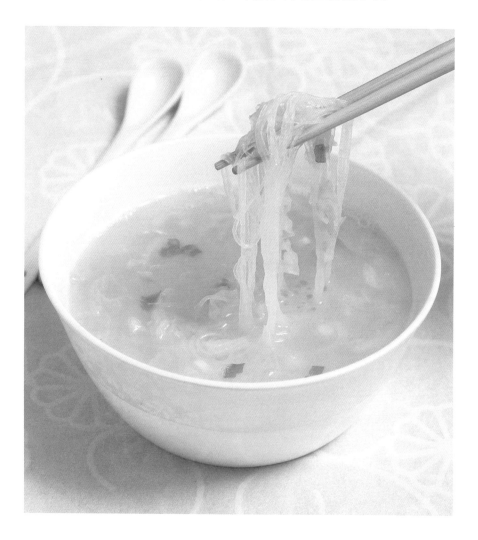

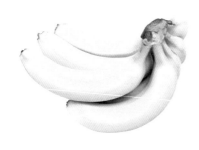

香蕉
味甘，性寒，入肺、大肠经

主要功效

清热润肠、润燥止咳。

《本草纲目》记载：香蕉"甘、大寒、无毒"；《本草求原》则记载：香蕉"止渴润肺解酒，清脾滑肠，脾火盛者食之，反能止泻止痢"。从现代医学来看，食用香蕉好处多多。香蕉富含钾，钾有抗动脉硬化、保护心脏血管的功效。一旦身体低钾，会引起心律失常，人体会有倦怠、乏力、心慌等表现，而多吃香蕉，可以增强心肌收缩力，对冠心病患者很有好处。

食物妙用

选择熟透的香蕉食用，熟透的香蕉可产生攻击异常细胞的物质，香蕉越是成熟，它表皮上的黑斑就越多，它的免疫活性也就越高，抗癌效果也越好。

香蕉可煮粥食用，与富含膳食纤维的杂粮一起煮粥食用，可有效润肺滋阴，维护皮肤毛发的健康，同时还能令皮肤光润细滑。

食用提醒

香蕉含糖量较高，一般每天食用不要超过 200 克。

饭后吃一根香蕉，或者用香蕉皮煮水喝有助于降血压。

不宜人群

心脏病伴有糖尿病的患者最好不要食用。另外，香蕉中含有较多的钾盐，如果食用过量会增加肾的负担。因此，患有急慢性肾炎、肾功能不全的人慎吃，切莫过量。

解酒清热方

材料 香蕉皮 100 克，白糖 5 克。

制法 将香蕉皮切成条状，用 60 克水煎。

用法 加白糖饮服。

主治 可以缓解酒后胃热心烦。

香蕉粥 润肺滑肠，促进排便

材料 香蕉1根，糯米100克，冰糖适量。

做法

1. 糯米淘洗干净，浸泡3~4个小时。

2. 锅中放清水煮沸，加入去皮切成小丁的香蕉、冰糖熬成粥即可。

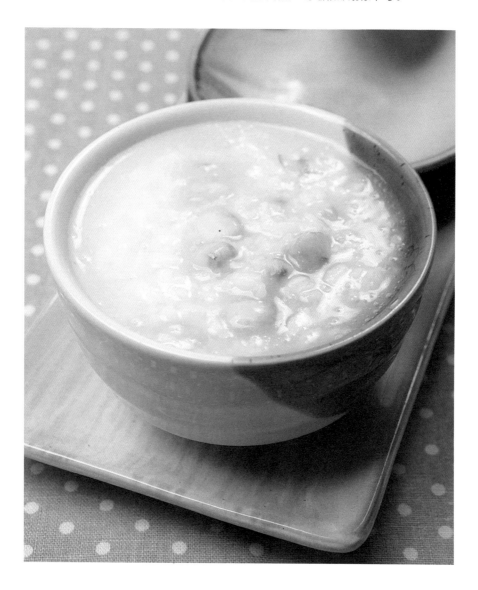

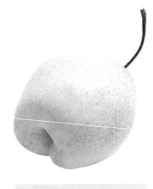

梨

味甘、微酸，性寒，入肺、胃经

润肺清燥、止咳化痰、养血生肌，利尿降压、清热镇静，保护肝脏、帮助消化。

中医认为，梨适用于热咳或燥咳、热病津伤或酒后烦渴、消渴等病证。秋季燥气主令，易伤肺，好在秋梨上市，此时适选进食，可谓正中其邪。一般来说，生吃梨对急性气管炎和上呼吸道感染患者所出现的咽喉干、痒、痛、喑哑、痰稠、便秘、尿赤等症状都有良好疗效。

食物妙用

炖梨以香梨、鸭梨为好，因其香甜细嫩，而沙梨等过于粗糙，不宜用来炖，直接食用较佳。

梨同莲藕一同放入搅拌机中加少许温水搅碎，过滤残渣后饮用，有滋阴润肺的作用。

因热病引起的口干燥咳、身热烦渴，可用梨、荸荠、桑叶一起煮水喝，有滋阴、清热、镇咳的效果。

食用提醒

吃梨要注意三点：一忌多食；二忌与油腻之物同食；三忌冷热杂进。

不宜人群

梨性寒，若患有由于内在阳气不足或外感风寒引起的咳嗽，就不能吃梨，尤其是不能生吃梨。同时，患有胃寒、腹泻者忌食生梨。

雪梨葡萄生津止渴方

材料 雪梨、葡萄各 50 克，蜂蜜 5 克。

制法 将雪梨、葡萄榨汁，加入蜂蜜，混匀。

用法 饮服，每天 2～3 次。

主治 此方生津止渴除烦，适用于热病烦渴、声嘶、咽干等症。

雪梨汁 生津润燥，止咳

材料 雪梨 300 克。

做法

1. 雪梨洗净，去核，切小丁。

2. 将雪梨丁放入榨汁机，加入适量饮用水，搅打均匀即可。

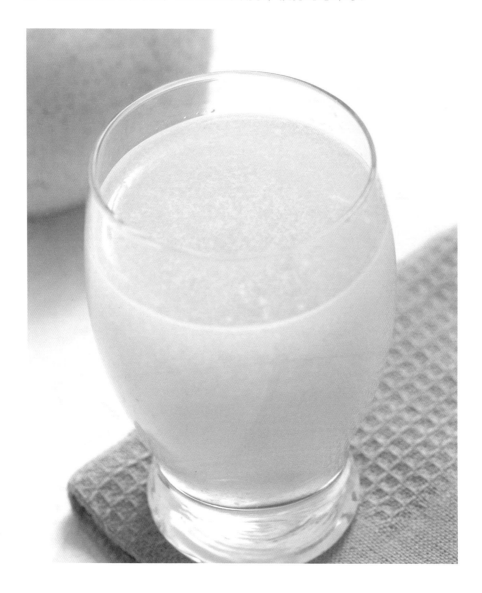

低热量饮食

西班牙和意大利的科学家揭示了女性长寿的一大原因——常吃低热量食物。女性通常爱吃素食，吃得少；而男性爱吃肉食，吃得多，且常狼吞虎咽。殊不知，男人对动物性脂肪的偏爱，会使肾脏超负荷运转，增加患心脑血管疾病、恶性肿瘤的风险。

六大高热量食物

1 动物脂肪

包括肥膘、肉块、奶油、鱼油。

---

2 植物油

包括花生油、豆油、菜籽油、色拉油。植物油可以增加血液中的甘油三酯，这是非常危险的。应当特别指出，要少吃色拉油。

---

3 糖类

包括白糖、红糖、冰糖、水果糖。

---

4 淀粉

我们中国人经常用淀粉作为炒菜的调料。

---

5 油炸类食物

食物在油炸过程中会吸收大量的油脂，这些油脂都是高热量的，这就导致油炸食物的总热量也很高。

---

6 零食

零食一般都是高热量的食物，过多摄入热量容易导致身体发胖。

吃得太好，肾脏抗议

近年来，随着人们饮食结构的变化，高蛋白、高脂肪食物越吃越多，肾脏每天都要净化血液、排泄废物，工作压力也越来越大，再加上高血压、糖尿病的高发，很多人的肾脏因为过度劳累而提前"老化"，甚至提早"报废"。

常吃高蛋白的食物，不良的生活习惯，也让肾脏的负担越来越沉重。

蛋白质的确是人体中不可缺少的元素，但这只是针对营养不良的人群。长期高负荷运作，结局就可能是"累"病了肾脏。一般人在 30 岁以后，随着机体功能的下降，肾功能自然也是每况愈下的。在这种情况下，更要注意饮食清淡，少吃动物蛋白；烧菜时的糖、盐也要酌情考虑少放。

低脂食品不等于低热量

如今市场上有很多低脂、无脂、无糖型食品。低脂、低糖食品就等于低热量甚至无热量食品吗？营养专家指出，"低脂"并不等于低热量。

大部分"低脂"产品并不一定低热量

"低脂"代表每100克食物的脂肪含量等于或少于3克，而"低热量"则代表每100克食物内含有少于40卡的热量。例如，普遍标有"低脂"的优酪乳，脂肪含量较低，但产生的热量几乎等于5颗半方糖的热量。专家建议人们食用原味食品，原味食品没有很多的脂肪，而且更健康。相反，有些低脂的食品含脂并不低。例如，在有饼干或糕点等焙烤制品的情况下，无脂食品常常比常规食品具有更多的糖分。所以想减肥的人可以多吃些原味食品，它的脂肪含量少而且不贵。

烹制美味低脂菜的技巧

 多用鲜汤调味

鲜汤可以增加菜肴的鲜味，使菜肴味道醇厚、回味久长。

鲜汤可以是荤汤，也可是素汤。制作荤汤，原料可用骨头、鸡鸭肉，少用肥肉。方法是：先将原料洗净，剁成小块，再加入水中焯开，撇去浮沫，最后加足水分，用小火炖90分钟左右。

制作素汤，应选新鲜、淡味的原料，如鲜笋、蘑菇、豆芽、萝卜、豆腐、山药、芹菜等。方法是：将原料洗净、切块后放入锅中，加足水，用旺火煮30分钟。

2 多用炖、焖、炒

要想低脂菜味道鲜美，应多用炖、焖、炒，少用红烧方法烹调。炖、焖出来的菜肴是半汤半菜，菜的味道主要是在汤里；炒出来的菜肴可突出原料鲜、嫩、脆的质感。

3 清爽、低脂凉拌菜

瓜果蔬菜类原料不用太多的油烹调，可突出其新鲜的原味。对一些很"吃油"的蔬菜，可以适当改变烹调方法，如茄子可以红烧、清炒，也可以凉拌；再如，荠菜等野菜，口感较粗，可用凉拌或加鲜汤制作汤菜。

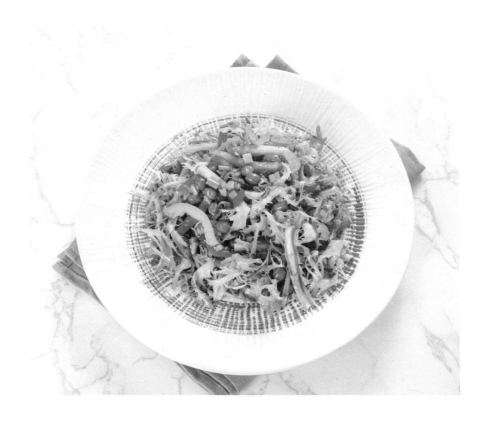

常见的低热量食物

西瓜
31 千卡

菠菜
28 千卡

芥菜
27 千卡

花菜
20 千卡

油菜
19 千卡

茭白
26 千卡

草菇
27 千卡

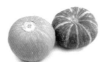

南瓜
23 千卡

紫甘蓝
25 千卡

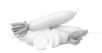

白萝卜
16 千卡

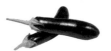

茄子
23 千卡

茼蒿
24 千卡

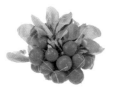

水萝卜
22 千卡

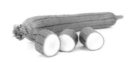

丝瓜
20 千卡

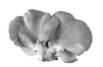

平菇
17 千卡

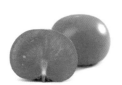

番茄
15 千卡

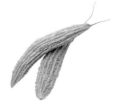

苦瓜
22 千卡

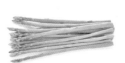

芦笋
19 千卡

竹笋
23 千卡

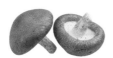

鲜香菇
26 千卡

西葫芦
19 千卡

绿豆芽
16 千卡

大白菜
20 千卡

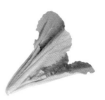

小白菜
14 千卡

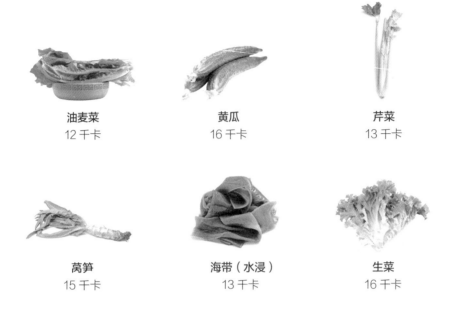

油麦菜
12 千卡

黄瓜
16 千卡

芹菜
13 千卡

莴笋
15 千卡

海带（水浸）
13 千卡

生菜
16 千卡

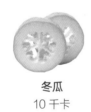

冬瓜
10 千卡

注：以上均为每 100 克食材可食部分所含的热量。

控制每天摄入的油量

中国营养学会推荐，烹调油食用量为每人每日25克。《中国居民膳食指南（2022）》中指出：每天烹调油摄入量25～30克。所以，男人应学会低热量饮食，每天食用烹调油量不超过30克。

食用油形色种种有内涵

花生油：最贴近大众，口感最好。

茶油：野生山茶籽榨的油，茶油中单不饱和脂肪酸（油酸）含量高达70%，仅次于橄榄油。

橄榄油：首选油，橄榄油中单不饱和脂肪酸（油酸）的含量高达80%。单不饱和脂肪酸可降低胰岛素抵抗，降低血总胆固醇、甘油三酯。

豆油：其单不饱和脂肪酸含量相对较低，约为20%。豆油和橄榄油交替使用，可有效补充豆油中单不饱和脂肪酸的不足。

菜籽油：人体对菜籽油的消化吸收率较高，但部分菜籽油中含有较高的芥酸，影响其营养价值。

调和油：由脂肪酸比例不同的植物油脂搭配而成，适合于日常炒菜使用。

尽管橄榄油有很多保健功效，但每天食用量也不宜超过30克。

减少动物性油脂摄入

动物油，熔点较高，常温下一般呈固态，消化吸收率不如植物油高。值得注意的是，动物油的脂肪组成以饱和脂肪酸为主，过多摄取富含饱和脂肪酸的动物油脂，会引起血脂升高，增加心脑血管疾病的危险性。

即便是"瘦肉"，其中肉眼看不见的隐性脂肪也能达到28%。因此，男人应学会低热量饮食，减少动物性油脂摄入。以猪肉为例，每天应控制在二三两，吃猪肉时最好与豆类食物搭配，可以使胆固醇与脂肪颗粒变小。

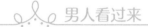

减少吃油的诀窍

烹调时少用植物油，每餐每人不超过1勺半。

以全家为单位控制用油，三口之家5升量的一桶油，至少要食用2个月。

多用蒸、煮、炖、焖、水滑熘、拌、急火快炒等少油的烹调方法，不用油炸、油煎等烹调方法。

多使用不粘锅等，这样可少用一些润锅油，从而减少用油量。

◈食物营养学
◈养生运动
◈中医小课堂
◈健康小常识

扫码获取

改变烹饪和饮食方式

低温烹调既能减少高温烹饪时致癌物出现的概率，又能最大限度地保存了食物中的养分，可谓一举两得。因为采用高温烹制的食物会生成引发炎症的化合物，被认为是很多疾病的致病因素，如癌症。

低温烹调食物比较安全

最新的研究发现，淀粉类食物在高温加热之后可能产生丙烯酰胺类物质，而这种物质已经被证明具有致癌性。研究证明，深度油炸、高温烘烤的淀粉类食品都含有较高浓度的丙烯酰胺类物质，如炸薯条、油炸土豆片、脆饼干等都属于这类食品，面包、饼干、小甜饼等焙烤食品外部也含有少量的丙烯酰胺。烹调中的加工温度越高，则产生量越大。

众所周知，烧焦的鱼、肉、豆制品不能食用，就是因为鱼、肉、豆制品当中富含肌酸，高温下烹饪会形成杂环胺，杂环胺则属于强致癌物和致突变物质。在煎炸温度超过200℃时，杂环胺类物质的产生量迅速上升，其中油炸和烧烤这两种烹调方法所产生的致癌物数量最多。而在100℃至120℃的蒸、煮、炖、烧以及高压锅蒸煮等烹调方法不会产生这些有害物质。因此，较低温度的烹调方式有利于人体健康。

低温烹调怎么做

用稍微低一些的温度来烹饪食物，在烹饪过程中增加水分。

在炒菜的时候，应注意不使用十成旺火爆炒，以避免有害物质的产生。

饭吃八分饱

"吃了吗"，这句国人打招呼时最常说的客套话，足以说明人们对吃的重视。谁能不吃饭呢？只是现代人的胃口越来越大，吃得越来越好，才给身体带来了问题。进食越多，产生的热量也越多，易使体温升高。国外研究显示，少食可使动物体温下降，使其死亡概率降低 1/3 以上。

吃得太饱带来多种病

 肥胖

多余的"营养物质"堆积在体内，其后果就是肥胖等一系列富贵病。

 胃病

吃得过饱所带来的直接危害就是肠胃道负担加重，消化不良。

 肠道疾病

有科学家发现，脂肪堵塞在肠道里，会造成肠阻塞，大便黑色、带血。

 癌症

日本科学家指出，吃得太饱会造成抑制细胞癌化因子的活动能力降低，增加患癌的概率。

5 肾病

饮食过量会伤害人的泌尿系统，因为过多的非蛋白氮要从肾脏排出，势必加重肾脏的负担。

6 骨质疏松

长期饱食易使骨骼过分脱钙，患骨质疏松症的概率会大大增加。

7 疲劳

吃得过饱，会使大脑反应迟钝，加速大脑的衰老。

8 急性胰腺炎

晚餐吃得过好过饱，加之饮酒过多，很容易诱发急性胰腺炎。

"八分饱"从细嚼慢咽开始

"常吃八分饱，延年又益寿"一点不错。那么这"饱"的尺度到底如何拿捏呢？"七八成饱"就应该停在可吃可不吃的时候。你可能觉得胃里没满，但这口不吃也无所谓。这种肚子不胀、不打嗝的意犹未尽状态其实是最健康的。

要想做到只吃"八分饱"，最好的办法就是细嚼慢咽。

把握好吃饭的时间，最好在感到有点儿饿时开始吃饭，而且每餐在固定时间吃，这样可避免太饿后吃得又多又快。

吃饭至少保证 20 分钟，这是因为从吃饭开始，经过 20 分钟后，大脑才会接收到吃饱的信号。

秋冬是冷养生的好时机

秋季如何进行冷养生

秋冻

"春捂秋冻"是在我国民间广泛流传的谚语。"秋冻"指秋季气温渐凉，不要过早过多地增加衣服，而应循序渐进地添衣保暖。用现代观点来分析，适当地冻一冻，有助于增强身体的御寒能力。在逐渐降低温度的环境中，经过一定时间的锻炼，能促进身体的新陈代谢，增加产热，可提高对低温的适应力。

秋冻切勿只冻不动

人们对"秋冻"的理解，不应仅限于"不忙添衣"上，还要加强耐寒锻炼。秋天适当进行一些耐寒锻炼，有助于提高人体对环境变化的适应能力，提高心血管系统的功能。

耐寒锻炼项目的选择包括：登山、散步、打太极拳、洗冷水浴、骑自行车，锻炼者可根据自身的健康状况、兴趣来选择。

需要注意的是，秋季人体的柔韧性和肌肉的伸展度下降，运动前要热身以舒展肢体，运动中不应突然加大运动量。

- ☑ 食物营养学
- ☑ 养生运动
- ☑ 中医小课堂
- ☑ 健康小常识

扫码获取

五类人不宜"秋冻"

1 **脑血管病患者**

人体受寒冷刺激后全身毛细血管收缩，血压升高，容易引发脑出血或脑血栓。

2 **心血管病患者**

深秋的低温和多风是心脏病的诱发因素。

3 **胃溃疡病患者**

人体受寒冷刺激后，肠胃易发生痉挛性收缩，使原有胃溃疡再次发作。

4 **支气管炎、支气管哮喘患者**

寒冷的空气会对患者气道产生不良刺激，使这类疾病复发或加重。

5 **老寒腿患者**

患者腿部常有酸麻胀痛或沉重感，在受寒时症状易加重。

冷水浴

一些身体强壮的人，可选择冷水浴进行低温养生。冷水浴可以使人体在较短的时间内经历从热到冷、再从冷到热的过程。由于冷水浴使血管迅速收缩、扩张，其伸缩运动像做体操似的，故有"血管体操"的誉称，对改善人体血液循环、增强心肺功能都有益。

冷水浴的方法

冷水浴的方法有冷水擦身、冷水淋浴和冷水浸浴等几种，不同年龄和身体状况的人可以采取不同的方式。

 冷水擦身

操作方法 每天早晨用湿毛巾快速擦身 2~3 分钟，然后用干毛巾把身体擦干，擦到微红为止。要求自上而下，并按血液的回心方向擦皮肤。

适合人群 年龄偏大，身体状况不大好以及初次采用者。

 冷水淋浴

操作方法 遵循循序渐进的原则，一般淋浴时间不超过 1 分钟，水温控制在 30℃~35℃。随着机体适应能力的提高，水温可以逐步降低到 15℃左右，淋浴时间可逐步延长，但不宜超过 15 分钟。

适合人群 适用于青壮年，以及身体条件较好者。

3 冷水浸浴

操作方法 最好是在秋初开始，一直坚持到冬季，时间一般以早晨或晚上为宜。

适合人群 只有在身体健康和多年进行系统冷水浴，并经医生允许的人才可采用。

冷水浴的注意事项

剧烈活动后不宜马上进行冷水浴，饱食后不宜马上冷水浴。

进行冷水淋浴或游泳时须做准备活动，应在身体发热后进行。

体质虚弱、患有严重器质性疾病、发热者及酒后不宜进行冷水浴；患有严重高血压、冠心病、风湿病、空洞性肺结核、坐骨神经痛以及高热病人都不可进行冷水淋浴。

进行冷水浴时，要注意自我感觉和体重等变化，如出现身体不适、体重减轻、失眠和食欲下降等，应暂停冷水浴。

冬季如何进行冷养生

多吃冬季成熟的食物

冬季男人们为了祛寒，常会大口吃肉、大口饮酒，居处近火避寒，衣着也裘衣裹身。其实这样会消耗过多的阴气，阴气一旦消耗过多了，就不能含包阳气，造成阳气耗散在外，从而导致阴阳不平衡，进而产生"阴虚生内热"的疾病，冬季的热感冒或"上火"就是这样产生的。所以中医认为，秋冬要养阴。冬季养阴，可多吃大白菜、萝卜等蔬菜以及冬菇等背阴处生长的菌类等冬季成熟的食物。

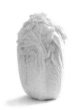

大白菜富含维生素C，可弥补冬天蔬果摄取的不足；大白菜还可以平衡体内的燥热之火，消解火锅的燥热之气。

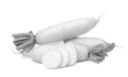

民间有"冬令萝卜小人参"和"冬吃萝卜夏吃姜"之说，冬吃萝卜补益作用大。冬季在吃肉时搭配一点儿萝卜，或者做一些以萝卜为配料的菜，会起到很好的营养滋补作用。

冬笋具有低脂肪、低糖、多纤维的特点，常吃能促进肠道蠕动、消除积食，降低肠胃道对脂肪的吸收和积蓄。

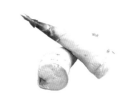

冬季常食冬菇可增强免疫力，预防感冒。另外，冬菇尤其对预防高血压、高脂血症等疾病有益。

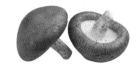

冬枣享有"天然维生素丸"的美誉，富含维生素C，常吃可提高人体免疫力，预防感冒；冬枣还含有丰富的糖类以及环磷酸腺苷等，能有效保护肝脏、保护心血管。

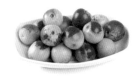

冬季多雾，空气污染比较严重，多吃苹果可改善呼吸系统和肺功能，且苹果皮中富含果胶和抗氧化物，能减轻肺部的炎症反应。

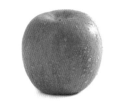

甘蔗有滋补清热的作用。入冬后，不少人常感到头晕嗜睡、反应速度降低，皮肤干燥，这时吃些甘蔗，会使人顿觉清爽舒适。

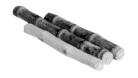

冬泳

　　坚持冬泳可以提高身体机能，预防疾病，老年人经常冬泳可使心、肺功能年轻 15 岁；冬泳还能增强人体的免疫功能，可以降低血脂、防治心脑血管性疾病；冬泳对人的血压有双向调节作用；冬泳能增强神经内分泌调节功能、增强中老年人的骨密度等。

冬泳并不适合所有的人

　　冬泳并不适合所有的人，患有严重疾病的人可能会因冬泳而导致病情加重，如有较重的高血压、冠心病、脑血管病、肾脏病、肝脏病、精神障碍的人及有糖尿病、有过敏性体质、有外伤或有炎症、酗酒的人等，最好不要冬泳，否则会导致疾病突发或伤害身体。特别是老年人，体质比较弱，全身的组织器官有不同程度的衰退，还经常伴有多种慢性病，因此冬泳前最好能经过医生的允许。

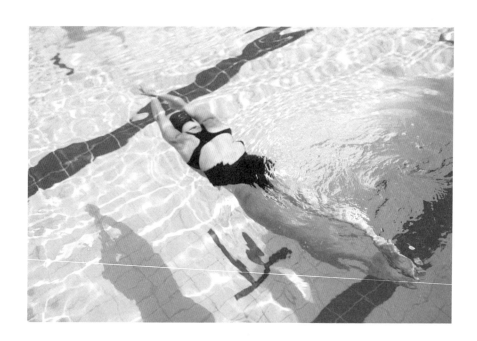

冬泳须循序渐进

想尝试冬泳的人一定要从夏天高水温时开始，逐渐适应较低的水温，坚持不懈游到秋天，方可进行冬泳锻炼。即便是体质好的人要进行冬泳，也应有一个循序渐进的过程，使身体逐步适应。千万不能心血来潮，突然在17℃以下的低温水中冬泳，那样非但无益，反而对身体有损害。

冬泳地点、时间的选择

冬泳地点宜在背风向阳处，这里气温较高，人在水中或出水后都会感到舒适。

水温不能太低，太冷的水会使血管急剧收缩，导致血压突然升高，严重时有可能引发心脏病或脑中风等意外的发生。冬泳的时间最好选择在上午10时至下午3时。

要科学控制游泳时间，即游泳的水温是多少摄氏度就游多少分钟，比如，15℃的水温就游15分钟左右。耐寒能力较差的人要减少在水中的时间。

入水前一定要做好准备活动，但不宜进行剧烈运动，宜选择徒手操、广播体操、慢跑等活动。把肌肉活动开后，更衣适应一下寒冷的气温，这大约要5分钟。身上有汗时不要冬泳，要等汗散发，让身体凉下来。走入水中后，先往身上撩一些水，再全身入水，这样可以防止发生抽筋。

出水后马上擦干身上的水，擦些护肤油脂，穿衣保暖，然后进行适当的轻松慢跑和行走等运动。早晨冬泳时，要在起床后少量进餐和活动半小时以后再进行冬泳。

饭后、睡前不宜冬泳，大雾天、大风天、雷雨天不要冬泳。

最好能坚持每天冬泳1次，每周至少应保持游2~3次。不游时最好进行冷水浴锻炼，以保持身体的抗寒能力。时游时停，不但会使锻炼效果减退，甚至危害身体健康。

冬泳四游四不游

冬泳有所谓"四游四不游"的说法。

游阳不游阴。即选择水面开阔、背风向阳、水流平缓的浅滩，避免在水流湍急、河道转弯处、悬崖峭壁等背阴处。

游雪不游风。即下雪时可以游泳，有风时尽量少游或不游，因风大导致浪大，容易呛水。

游雨不游雾。即下雨时可以游泳，有雾时尽量少游或不游，因雾大能见度低，可能会迷失方向。

游清不游浑。即水质清澈无异味，一般可以游泳；如水质浑浊或散发异味、有漂浮物等，不可游泳。

阴阳、风雪、雨雾、清浊等是相对而言的，应该说有一定的科学道理，但并非绝对。例如，雨天尽量不游，是因为雨天在开阔水面容易导致雷电伤害，所以具体还要结合实际环境和条件以及个人的体会和感受加以运用，不可盲从。

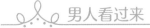 男人看过来

冬泳贵在坚持

像其他健身运动一样，冬泳产生的健身效应，贵在坚持。突然剧烈的体能消耗达不到健身效果，偶然的酷寒刺激可能会对身体造成损害，我们不提倡老年人用一步到位的冬泳方法。另外，一天之中，以中午冬泳最好。中午日照充足，气流稳定。

☑ 食物营养学
☑ 养生运动
☑ 中医小课堂
☑ 健康小常识

📖 扫码获取

家常用暖体散寒中成药

附子理中丸 张仲景的温阳散寒方

出　处　汉代《伤寒论》。

功　效　温中散寒，补气健脾。

主要成分　人参、白术、干姜、附子、甘草等。

适用病症　用于脾胃虚寒、阳气不足引起的脘腹疼痛、呕吐腹泻、手足发凉等症。

人参

白术

干姜

甘草

人参养荣丸 补气血、安心神

出　处　宋代《太平惠民和剂局方》。

功　效　温补气血。

主要成分　人参、熟地黄、茯苓、当归等。

适用病症　用于心脾不足、气血两亏、形瘦神疲、食少便溏等证。

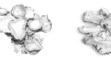
人参　　当归

熟地黄

茯苓

乌鸡白凤丸 女人的"闺中密友"

出　处　明代《济阴纲目》。

功　效　补气养血，调经止带。

主要成分　乌鸡、牡蛎、白芍、川芎等。

适用病症　用于气血两虚、身体瘦弱、腰膝酸软、月经不调等证。

乌鸡

牡蛎

白芍

川芎

家常用清热解毒中成药

生地黄

麦冬

白芍

薄荷

养阴清肺膏 清肺热，凉血解毒

出　　处 清代《重楼玉钥》。

功　　效 养阴润燥，清肺利咽。

主要成分 生地黄、麦冬、白芍、薄荷等。

适用病症 用于阴虚肺燥，咽喉干痛，干咳少痰、发凉等症。

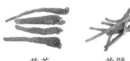

黄芩

黄檗

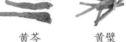

生石膏

连翘

牛黄清胃丸 清胃泻火，散风解毒

出　　处 《卫生部用品标准》。

功　　效 清胃泻火，凉血消肿。

主要成分 黄芩、黄檗、连翘、生石膏等。

适用病症 心胃火盛，头晕目眩，口舌生疮，牙龈肿痛，便秘尿赤。

黄连

黄芩

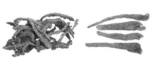

黄檗

大黄

黄连上清片 散风清热，泻火解毒

出　　处 《古今医方集成》。

功　　效 散风清热，泻火解毒。

主要成分 黄连、黄芩、黄檗、大黄等。

适用病症 三焦实火，风热上攻，症见头痛眩晕、面赤烦躁、牙龈肿痛等。

热疗和冷疗法的家庭应用

生活中，当人们出现局部炎症或软组织损伤所致的红肿、疼痛等情况时，往往会采用冷疗或热疗的方法来消肿、止痛。然而，由于对冷疗、热疗的作用及使用范围不甚了解，很多人常常张冠李戴，不仅未起到治疗作用，反而加重了病情。因此，了解冷疗、热疗的一些常识很有必要。

家庭热疗法

热疗可使肌肉松弛、血管扩张，可促进血液循环及加速渗出物的吸收，因此有消炎、消肿、减轻疼痛及保暖的作用。当急性炎症缓解之后，就可以考虑使用热疗。

热疗法分为湿热敷法和干热敷法两种，都适合在家庭中使用。

 湿热敷法

坐　浴　用生理盐水、温开水加 1 : 5000 的高锰酸钾溶液。温度在 38℃~41℃或病人能够承受的温度。坐浴的方法：可以直接坐在盛有溶液的盆子里，也可以做一个坐浴的椅子，坐浴时间为 20 分钟左右。此法适合于会阴或肛门疾病。

浸浴法　分局部浸浴和全身浸浴两种。局部浸浴是将有创面的四肢、手、头等局部浸泡在药液中，全身浸浴需要有一个大浴盆，装上药液，全身都泡在药液中。此法可清洁创面，促进血液循环，减轻感染，恢复功能，加速愈合。

热敷法　用生理盐水、硫酸镁或中草药配成溶液，加热，然后用湿毛巾蘸上药液，对创面进行热敷，每 3~5 分钟更换一次，使毛巾保持一定的温度。此法常用于四肢扭伤或其他软组织损伤，有舒筋活血，促进炎症吸收和恢复功能的作用。

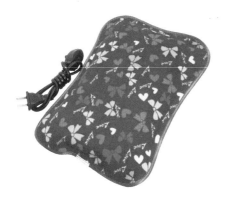

📱 **扫码获取**
☑ 食物营养学
☑ 养生运动
☑ 中医小课堂
☑ 健康小常识

②/ **干热敷法**

热水袋 将热水袋盛 2/3 的开水，排去袋内空气，拧紧盖子，外面用毛巾包好，置于病变部位。

电热褥 把电热褥铺在身下，通电，适于老年人做热敷用。

艾灸法 用手拿着点燃的艾条，在穴位或病变局部，离皮肤一定距离熏蒸，以病人能忍受的热度为准，有消炎止痛的作用。

热盐袋 食盐炒热后，装入布袋，敷于患处，既方便，又经济，可反复使用。

热 砖 把砖加热后，用毛巾垫好，坐在上面，可治疗肛门疾病、盆腔炎及小腹疼痛等。

玻璃瓶 用玻璃瓶等装上热水，用毛巾包好，热敷患处。

现在市场上出售的小型热疗机、场效应治疗仪等，小巧轻便，效果也很好。

热疗的适应证和禁忌证

热疗适用于初起的睑腺炎、关节炎、关节损伤后期等。急腹症未明确诊断前、面部危险三角区感染化脓时、各脏器内出血、软组织挫伤早期禁用热疗。

热疗的注意事项

热疗时，须注意防止烫伤。

家庭冷疗法

冷疗可使毛细血管收缩，对局部有止痛、止血、制止炎症扩散等作用；用于全身有降体温的作用。

冷疗方法有两种：一种是冰袋冷敷法；另一种是冷湿敷法。

冰袋冷敷法

冰袋冷敷法，在冰袋里装入碎冰或冰水，外包毛巾放在病人所需的部位。冰敷疗法在《本草拾遗》中就有记载："冰味甘，大寒、无毒。主去烦热。"现代冰敷不仅用于高热昏迷患者的急救，还可用于多种病症的治疗。

高热降温 在高热病情紧急情况下，用冰块进行物理降温，是护理高热病人的重要措施。通常用夹层冰帽和冰袋置于患者头部、腋下和腹股沟等处，利用传导散热，达到降温作用。头部降温对脑外伤、脑缺氧患者有利，可减少脑细胞需氧量，有利于康复。

伤口止痛 受伤后伤口疼痛，冰敷可使神经末梢的敏感性降低而减轻疼痛。如牙痛，用冰袋敷患处可止痛；又如手指尖扎进小刺，可先用冰袋将手冰敷，再挑刺就不痛了。

伤口止血 若伤口不大，可用冰袋敷表面，血管一收缩，出血就止住了。如关节皮下碰伤出现青紫，可先用冰袋止血后再用热敷，促进瘀血吸收。冰敷可使毛细血管收缩，减轻充血、出血，适用于扁桃体摘除手术、鼻出血患者及早期面部软组织损伤。

抑菌消炎 皮肤受伤后伤口感染，可不定时将冰袋放置患处，以抑制细菌生长或繁殖，减少局部血流，防止化脓扩散，达到抗感染的作用。但慢性炎症或化脓性病灶，不宜冰敷，因冰敷妨碍病灶的消散与吸收。

治疗烫伤 小面积烫伤后，立即用冰袋放置患处，不仅能止痛，还会防止出现水疱和红肿。

冷湿敷法

冷湿敷法，就是将小毛巾放在冰水或冷水中浸湿，拧至不滴水敷于局部。

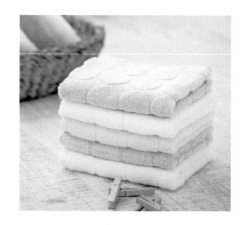

冷疗的适应证和禁忌证

冷敷一般适用于局部软组织损伤的早期、局部炎症疼痛、组织内出血及高热病人等。对冷过敏或有雷诺氏现象的患者不宜使用冷敷。

冷疗的注意事项

冷敷时要注意观察局部皮肤颜色有无改变，如出现麻木感应停用。用于全身降温者，应在冷敷半小时后测量体温，观察体温下降的情况。

使用冰敷时要注意：一是不要让冰袋直接放于皮肤上的时间过长，一般在 20 分钟左右就应该更换一下位置，降温时最好将冰袋用毛巾包裹一层，避免患者受到过分的冰凉刺激。二是有大片组织受损、感染性休克、皮肤青紫时，更不宜用冰敷，以防加重微循环障碍，引起组织坏死。三是枕后、耳郭、阴囊等处忌冷敷，以防冻伤这些部位；心前区冷敷谨防反射性心率减慢、心房纤颤及传导阻滞；腹部不宜冷敷，以防引起肠痉挛或腹泻；足底冷敷要防一过性冠状动脉收缩，引起心绞痛，因此冠心病及高热患者应避免足底用冷疗法。